I0408809

Una Cena Árabe en Dos Horas

"Guías Gourmet al alcance de todos."

D. José Vargas Padilla

C.V.

José Vargas Padilla, nació en Málaga, en pleno corazón de la Costa del Sol, a un paso de la Alhambra Granaina, lugar que visita todos los años. Educado por Jesuitas en su tierra natal, donde adquirió el hábito de ser lector voraz y crítico. A posteriori, entre su formación adquirida, podemos destacar su Máster en "Gestión de Residencias y Servicios para la Tercera Edad", además de su especialización en "Administración y Gestión de Empresas". Viajero apasionado y Chef los fines de semana, trabaja desde hace mas de una década en Web Design y Nuevas Tecnologías, otra de sus grandes pasiones.

ISBN-10: 1540538761
ISBN-13: 978-1540538765

www.guiasgourmetparacurrantes.com
Email: info@guiasgourmetparacurrantes.com

Printed by CreateSpace

Contenido

Contenido

Dedicatoria

A mi madre, a mi padre y a la familia…

A mis amistades, entre ellos a David y a Alfonso.

A Berni, la ANTIchef…

A los lectores…

Prologo

PARA EMPEZAR

A todos nos ha sucedido alguna vez, la típica invitación a cenar en casa de unos amigos, y nos encontramos con un par de pizzas congeladas del supermercado, la botella de Cola de turno, y de postre un helado horrible envuelto en cartón.

Peor aún, si es una invitación de un chico o chica que nos atrae, que nos hace salir corriendo, y mientras llegamos al coche, ir bloqueándolo/a de nuestro whatsapp...

Y si nosotros somos el que cocinamos o chefeamos, el anfitrión como dicen, mejor olvidarnos de que vuelvan a repetir en alguna ocasión, y la segunda vez, para lavarnos la conciencia, invitamos a un buen restaurante, que liquida nuestra VISA, perdiendo en un par de horas toda esa paga extra que tanto esfuerzo nos costó conseguir.

Lo de la VISA está bien si ganamos un mínimo de 6.000 euros al mes, ya que fundirnos mil euritos al mes en invitaciones, solo es calderilla, pero con esos sueldos yo no conozco a nadie, son como los billetes de 500 euros o las Meigas o Brujas gallegas, existir existen, pero nadie los has visto nunca jamás.

Si somos un chico o chica buscando el amor de nuestros sueños, con un sueldo normal, mejor olvidarnos de ese sueño. Si no somos capaces de preparar una cena digna, pues un chico que cocina como dios manda, da tantos puntos como ser alto, y si eres una chica que cocina, los chicos suelen ser bastantes "simples" y enamorarlos por el estómago es una herramienta muy eficaz.

Como le digo a mi amigo Alfonso y a mi amiga Berni, aprende a cocinar o chefear, si queréis conservar a las amistades o encontrar una pareja estable, jejeje.

Sin ser unos genios de la cocina, en un par de horas podemos prepara unas cenas casi gourmet, que de paso llenará nuestro frigorífico para dos o tres días. Esto es más sencillo de lo que parece, primero es tener unos condimentos básicos que duran meses, luego comprar con un día de antelación, los productos frescos necesarios, y el día D, cocinar con un par de horas de antelación.

Hasta en el Facebook serán subidas las fotos de esa gran cena, serás la comidilla de los amigos o amigas de tus invitados, algo que no habrás logrado con carísimas cenas en buenos restaurantes…

Pues ya sabéis, preparar una cena árabe, os hará ascender de nivel, y aquí tenéis las claves, es decir, los condimentos, ingredientes, cacharros y recetas para conseguirlo, ánimo, es posible…

OTROS?

La información presentada en esta obra es simple material informativo y no sustituye la consulta de cualquier otro profesional.

El autor y el editor están exentos de toda responsabilidad sobre daños y perjuicios, pérdidas o riesgos, personales o de cualquier otra índole, que pudieran producirse por el mal uso de la información aquí proporcionada.

Y sobre todo a los que lean este libro "Una Cena Árabe en Dos Horas", que espero les sirva para disfrutar de un buen café, y si lo desean, aporten ideas y propuestas para su ampliación, para lo cual les dejo mi contacto:

Email: info@guiasgourmetparacurrantes.com

OTROS LIBROS COLECCIÓN: UNA CENA EN DOS HORAS.

⇨ **Una Cena Árabe en Dos Horas.** A la venta en Amazon.

⇨ **Una Cena Marroquí en Dos Horas.** A la venta en Amazon.

⇨ **Una Cena de Túnez en Dos Horas.** A la venta en Amazon.

⇨ **Una Cena de Egipto en Dos Horas.** A la venta en Amazon.

⇨ **Una Cena de Siria en Dos Horas.** A la venta en Amazon.

⇨ **Una Cena del Líbano en Dos Horas.** A la venta en Amazon.

⇨ **Una Cena Turquía en Dos Horas.** A la venta en Amazon.

⇨ **Una Cena de Persia en Dos Horas.** A la venta en Amazon.

⇨ **Una Cena de Palestina & Israel en Dos Horas.** A la venta en Amazon.

⇨ **Una Cena Andalusí en Dos Horas.** A la venta en Amazon.

OTROS LIBROS RECOMENDADOS.

⇨ **Café Gourmet para Currantes.** A la venta en Amazon.

⇨ **De la Alhambra a la Mezquita de Córdoba. El Arte Andalusí.**
A la venta en Amazon.

El Origen

"Una Cena Árabe en Dos Horas"

2. EL ORIGEN

2.1 INTRODUCCIÓN

La Gastronomía Árabe, nombre en el cual se engloban diversas gastronomías regionales, en parte fusionadas, se soporta en tres áreas diferenciadas: la Gastronomía del Magreb o Dieta Mediterránea Original, la Gastronomía del Levante versus Oriente Medio y la Gastronomía Persa.

Varios han sido los Imperios o Civilizaciones que han marcados están regiones culinarias del Imperio Romano (elemento unificador) a la India (alma máter de Persia) y al Imperio Otomano.

Religión y Alimentación, está claramente marcados en el Islam, prohibiendo alimentos perjudiciales para la salud, como el alcohol o la carne de cerdo por la toxoplasmosis, el Ayuno o la Hospitalidad hacia terceros, hacen de la gastronomía árabe, una de las más saludables que encontremos en este mundo unificador de la comida de cartón, tan habitual en Occidente.

2. EL ORIGEN

2.2 LA DIETA MEDITERRÁNEA PRIMIGENIA

La Gastronomía de Al Ándalus, reflejaba en este Mediterráneo Occidental, la Dieta Mediterránea Primigenia u Original, con su abundante uso de pescados, frutas y verduras, legumbres, sin olvidar los cereales o un consumo muy limitado de carnes, de los cuales aún perduran algunos platos, como las albóndigas, las gachas que consumían nuestros padres, o el más renombrado Gazpacho, la Sardinas asadas o Espeto, todo ello llamado

Dieta Mediterránea, pero algo adulterada con respecto a la original, pero aún así en vías de extinción por las comidas enlatadas, procedentes de las filiales de las grandes multinacionales alimentarias, o por los Modismos, eso de Eco, que nos hacen pagar veinte euros por un kilo de quínoa, mientras el alforfón o trigo sarraceno, de propiedades similares, que cuesta la cuarta parte, lo exportamos a los países árabes o al lejano Japón...

La Gastronomía del Magreb o del Norte de África, con Marruecos a la cabeza, conserva esa Dieta Mediterránea sin apenas adulterar, donde las carnes son asadas, no fritas, o cocidas en cazuelas de barro llamados Tagine, siendo el consumo de verduras y/o legumbres muy elevado. Como ejemplos típicos tenemos a cientos de aceitunas y encurtidos diferentes que se consumen cada día, el puré de habas o Bayssar, o la ensalada de berenjenas y tomates o Zaalouk.

Volubilis, capital de la Mauritania Romana, situada en las cercanías de Meknes, que junto a Cártago, en la actual Túnez, fueron las capitales del Norte de África Romano, heredaron una serie de tradiciones, como el Baño Árabe que son las antiguas Termas Romanas simplificadas, o recetas doblemente milenarias, como el Hummus, plato típico de las clases populares romanas, que aun consumen las clases populares magrebíes, que muchos asocian al Islam, pero que su orígenes son europeos, perdido en ese periodo de oscuridad total llamado la Edad Media.

Especias, procedentes de la lejana India, llegadas a través de la Gastronomía Persa, son otros de los símbolos de la Gastronomía Árabe, que incorporamos en todas las cocinas del Norte de África, que poco a poco, algunos han redescubierto en Europa.

2. EL ORIGEN
2.3 EL LEVANTE VERSUS ORIENTE MEDIO

El Líbano, Palestina reconvertida en Israel, Siria, el Kurdistán e inclusive Jordania, pertenecen al Levante del Mediterráneo, hermano del Oriente Medio, tiene unas características comunes, como el uso de cereales no refinados, en sus platos principales, los diferentes panes de pita, algunos planos, las albóndigas o keftas, más aderezadas por la influencia Persa, y las omnipresentes berenjenas, en este caso, consumidas como un puré.

El Tabule, una ensalada de sémola de trigo o bulgur, el Hummus de procedencia romana, que son garbanzos tribulados, o el Falafel, hamburguesas de garbanzos, demuestran ese amplio uso de las saludables legumbres, típicas de la Dieta Mediterránea.

Todo ello, con un el consumo de verduras y hortalizas, que es ampliado con un uso masivo de especias, algunas tan especiales como el Zaatar, mezcla de uso exclusivo en esa parte del mundo, que tiene como ingrediente básico el Zumac o Zumaque, y las aportadas por la Persia, como la Pimienta Negra, el Comino o el Jengibre.

No es entendible esta cocina del Levante sin la influencia del Imperio Otomano, que hicieron extensivo el consumo de los Lácteos, en particular el Yogurt como salsa básica, o expandieron los Shawarmas o Kebab, desde la misma Persia, y el arroz, un lejano cereal que forma parte de muchos de los platos de esta región culinaria, además fue Puente entre Oriente Medio y Los Balcanes en Europa, en el cual aún perduran cientos de recetas de la gastronomía árabe, como las hojas de parra rellenas de arroz y carnes, los pimientos rellenos, o las diferentes Musakas, que son lasañas rellenas de verduras y carnes.

2. EL ORIGEN

2.4 PERSIA

No es entendible la Gastronomía de Persia sin la India, que ya mantenía un próspero intercambio en tiempo de los Aquemidas y su nuevo conquistador Alejando Magno, quién llegó hasta las orillas del Indo en la actual India, desde Persépolis, capital del Imperio Persa conquistado, y dos productos fueron los amados por esta gastronomía procedentes del Valle del Indo, las especias y el arroz.

Si viajamos a Irán y a la India, consumiendo los platos más populares, ese sabor nos resultará similar, el jengibre o la cúrcuma, la pimienta negra o el comino, el Cilantro, los lácteos o yogures, los chutney o mermeladas caseras, sin olvidar otras de un origen más incógnito, como la menta o el zumaque.

Las legumbres, aparte de los garbanzos, de uso masivo en la Gastronomía Magrebí o del Levante, las lentejas se vuelven habituales, sin olvidar las berenjenas, otro clásico, o los fideos, padres de los espaguetis italianos, llegados a través de la India, de la lejana China, a todo el recetario árabe…

Aunque más conocida es la gastronomía persa o iraní, por sus shawarmas, bocadillo típico de este país, copiado por el Imperio Otomano o Turquía, y exportado a su antaño amplios territorios conquistados, desde África a la Europa Oriental, y que por esas paradojas históricas, introducidos en la Europa Occidental y en EE.UU por los centenares de miles de refugiados kurdos, que huyendo de la represión, lo reinventan como comida rápida, utilizando carnes de dudosa reputación, y de paso, llamándolos kebab turcos.

2. EL ORIGEN

2.5 RECAPITULANDO

Aunque existe una Gastronomía Árabe, con unos ingredientes o especias comunes, los platos o recetas son diferentes, dependiendo de la región culinaria.

La Gastronomía Magrebí o Dieta Mediterránea Primigenia, con Marruecos como país bandera, y otras cocinas satélites, como Argelia y Túnez.

La Gastronomía del Levante y Oriente Medio, con el Líbano y Siria, como países banderas, con sus cocinas satélites, como Palestina versus Israel o Jordania.

La Gastronomía de Persia o Irán, hermanada con la India, como país bandera, con sus cocinas satélites como Irak.

La Gastronomía Turca, híbrida y diferenciada, como país bandera, con sus cocinas satélites como los países de los Balcanes.

La antigua Gastronomía del Imperio Romano, ya extinta, pues la actual cocina italiana, con sus pastas y arroces, surgieron después de la Edad Media.

Lo Básico

"Una Cena Árabe en Dos Horas"

3. LO BÁSICO

3.1 INTRODUCIÓN

C ocinar, ya sea físicamente o metafóricamente, nos exige antes de todo, pasión por descubrir, por hacer, por arriesgarnos.

√ Algunos cacharros, algunos ingredientes y especias o condimentos, si nos decidimos por cocinar, menos de los que puedes imaginar, y más económicos de lo que pueden parecer.

Esa vieja excusa, de que no me SALE, que tanto me repiten mis amigos Alfonso y Berni, son sólo excusas, aunque reconozco que hacer una receta o cena digna en diez minutos y dedicar luego dos horas a estar chateando, es algo difícil, o más bien incompresible, mejor utilizar la música para inspirarnos y olvidarnos unos minutos de las redes sociales…

3. LO BÁSICO

3.2 PASIÓN

Con Pasión, como si nos hubiéramos vuelto a enamorar con quince años, en la vida, en el trabajo y en la Cocina, requisito básico para viajar o cocinar, es el primer pilar de la felicidad en cualquier actividad de nuestra vida

√ Repito, la Pasión es parte de la Cocina, de la Amistad, del Trabajo, del Enamorarse, del Leer, del Bailar, del Viajar, hazlo todo con Pasión, inclusive preparar esta cena árabe para tus invitados o para ese chico/a que pretendes enamorar…

Vuélvete a enamorar como si tuvieras quince años…

3. LO BÁSICO

3.3 CÓMO COCINAR

C ocinar con Pasión, dedicarle algún tiempo (no es necesario tanto como el Facebook o el Whatsapp) y una cocina a gas, de toda la vida.

√ Cocina a Gas, como todos los restaurantes que sirven platos de calidad, o como cocinaban nuestros padres, la típica Bombona de Gas, o como siguen cocinando en el 90% de los países del mundo, incluído Marruecos.

Ciertos modernismos, son incompatibles con la calidad en la cocina, aunque son magníficos para calentar basureo industrial azucarado, y por ello, ya hace muchos años, que descarté la cocina eléctrica, y de paso, ahorrándome docenas de euros cada año en electricidad, ya que el ahorro es casi un 50% si adquirimos butano.

√ Descubrir esos aromas inconfundibles que aún perduran en ciertos mercados andalusíes, que no debemos confundir con esa nuevo modismo, "mercados Gourmet" o más bien, restaurantes postmodernos a precios inalcanzables, son infinitos en cualquier país árabe, gracias a esa maravilla llamada "especias".

Especias y más especias de calidad, fácilmente distinguibles por su efecto saturado de nuestro olfato, ya sólo adaptado al aceite procesado y al azúcar.

√ Caminando por cualquier playa de este Mediterráneo, en esos preciosos amaneceres primaverales, nos roza una brisa fresca, y así deben ser los ingredientes de nuestros platos, FRESCOS, sin esa frescura, no podremos cocinar platos maravillosos, de esta cuasi extinta Gastronomía del Sur del Mediterráneo Europeo, que aún perdura en el Norte de África o Magreb.

Fruta y Verdura fresca, Pescado recién desembarcado por esas pequeñas barcas marineras, Carnes de matanzas artesanales, todo ello lo encontrarás en la Gastronomía Árabe, y con un poco de esfuerzo, en multitud de Mercados, Carnicerías y Fruterías de este país llamado España, eso sí, tendremos que hacer el esfuerzo de alejarnos de tantos y tantos Supermercados.

3. LO BÁSICO

3.4 CACHARROS

Dos clásicos de la Cocina del Magreb y por ende, de la Árabe, el Tagine y la Tetera, poco más necesitamos.

√ Tagine, la fuente circular de barro de toda la vida, con una tapadera en forma de cono o volcán, con un agujero en la parte superior, para realizar cocciones sin prisas y conservar los aromas.

Opcionalmente, existen de tamaños pequeños, que se utilizan para presentarlos de manera individual a cada comensal, pequeños lujos para la clase pudiente del Magreb y los archí conocidos turistas.

*En Bazares Chinos lo venden por menos 10€, a un precio algo superior en Carnicerías Halal, o en cualquier Zoco del Magreb, por un precio que depende de lo que quieras pagar.

√ Tetera Marroquí, de color plata, y decoradas con inscripciones andalusíes, otro clásico de la Gastronomía Marroquí.

Opcionalmente, un juego de vasos de té, decoradas con inscripciones andalusíes, con su bandeja correspondiente, también decorada, completa el look teteril.

*En Bazares Chinos lo venden por menos 10€, a un precio algo superior en Carnicerías Halal, o en cualquier Zoco del Magreb, por un precio que depende de lo que quieras pagar.

3. LO BÁSICO

3.5 RECORDANDO

Tres son solo que debemos recordar:

√ PASIÓN al caminar, al probar, al saborear…

√ COCINA A GAS y productos frescos, que aún perduran en Mercados…

√ TAGINE, hermana de las viejas Ollas y Fuentes de Barro, ya utilizadas en la lejana Babilonia…

Ingredientes Básicos: Especias, Condimentos y Otros.

"Una Cena Árabe en Dos Horas"

4. *Ingredientes Básicos: Especias, Condimentos y Otros.*

4.1 INTRODUCIÓN

E specias y más especias, el gran secreto de los grandes Chef.

√ Las Especias, alguna procedentes del Lejano Oriente, ya consumida hace miles de años, en lugares tan distintos como el Egipto de los Faraones o la Persia de los Aquemidas, permitían eliminar esos olores pestilentes, de cuando no existían las neveras, y de paso, saciaban rápidamente.

√ Las Hierbas Aromáticas, ya más típicas del Mediterráneo, generan pequeños aromas y frescor en los platos, sin matar sus olores naturales.

√ Los Condimentos, una fusión de diversas hortalizas, hierbas aromáticas y especias, que cada país o región ha adaptado a su idiosincrasia, va desde la Salsa de Soja al Ají Amarillo, las cuales representan lo mejor de la Gastronomía de cada Continente.

√ Otros Ingredientes, como los Encurtidos, el Cous Cous, el Bulgur y el Té, son otros pilares de esta rica gastronomía árabe.

4.2 TOP ESPECIAS, HIERBAS AROMÁTICAS Y CONDIMENTOS

L O BÁSICO, como:

√ El RAS EL HANUT, mezcla exclusiva de especias y hierbas aromáticas, de la Gastronomía de Marruecos y del Magreb, que puede llevar unos pocos o unas docenas de ingredientes, imprescindible en cualquier plato magrebí.

En la Sección Árabe del Carrefour, en Tiendas o Carnicerías Árabes, podrás adquirir todos estos ingredientes, por un precio módico.

√ El KEFTA, condimento para todo tipo de carnes, otra mezcla exclusiva de hierbas aromáticas y especias de los países árabes que puedes probar en Estambul, en Rabat o en la lejana Samarcanda.

En la Sección Árabe del Carrefour, en Tiendas o Carnicerías Árabes, podrás adquirir todos estos ingredientes, por un precio módico.

√ La HARISSA, una salsa picante, que tiene como base los pimientos picantes rojos, el aceite de oliva, y otra media docena, que pueden variar dependiendo de cada cocinero.

En la Sección Árabe del Carrefour, en Tiendas o Carnicerías Árabes, podrás adquirir todos estos ingredientes, por un precio módico.

√ El ZUMAQUE o ZUMAC, que ya los romanos lo utilizaban en sus recetas, durante siglos su uso fue frecuente en todo el Mediterráneo, incluido el Occidental, pero el enfrentamiento entre el Islam y el Cristianismo, durante casi mil años, acabo con hacerla desaparecer de las cocinas europeas, aunque es imprescindible en las cocinas del Levante y Oriente Medio, en particular en Turquía y en el Líbano.

4.2 TOP ESPECIAS, HIERBAS AROMÁTICAS Y CONDIMENTOS

Difícil es adquirirlo, o nos damos una escapada al Mercado de las Especies en Estambul o la otra alternativa es comprarla en la web del cocinista.es, aunque en las recetas recomendadas en este libro no viene incluidas, mi recomendación es que probéis y agreguéis unas pizcas de esta maravilla para el olfato, y notaréis la diferencia…

√ El BAHARAT es otra mezcla de especias, ya exclusiva del Levante y Oriente Medio, desde Turquía a Irak, pasando por Líbano, Israel, Siria, Arabia Saudí, etc., y aunque sus ingredientes podemos comprarlos en las Tiendas de Especias de España, la receta es variable en cada país árabe, pudiéndose utilizar para dar aromas y olores a un sinfín de platos, desde sopas, a carnes o pescados.

En el ALDI, lo traen varias veces al año en Oferta, por menos de tres euros, otra alternativa es la web del cocinista.es, a un precio superior, inclusive en algunas Tiendas Árabes o Carnicerías, en ocasiones está disponible, aunque en las recetas recomendadas en este libro no viene incluidas, mi recomendación es que probéis y agreguéis unas pizcas de esta maravilla para el olfato, y notaréis la diferencia…

√ El ZAATAR, es otra de las grandes mezclas de especias, ya exclusiva del Levante del Mediterráneo, imprescindible en la cocina palestina, libanesa, siria y jordana, y uno de sus ingredientes mágicos es el Zumaque o Zumac, por ello, no debemos confundir el Zaatar auténtico, de otras mezclas de nombres parecidos, que carecen de este ingrediente clave, como es el Zaatar o mezcla de Orégano marroquí.

Además de ser utilizados en diversas carnes asadas o a la parilla, es habitual como ingredientes en panes y pizzas, y su compra es también difícil, puedes encontrarlo en la web del cocinista.es, o también en la Asociación de Amigos de Palestina, si hay alguna oficina en tu localidad, aunque en las recetas recomendadas en este libro no viene incluidas, mi recomendación es que probéis, y agreguéis unas pizcas de esta maravilla para el olfato, y notaréis la diferencia…

√ El COMINO, ya utilizado por los egipcios cuando construyeron las

4.2 TOP ESPECIAS, HIERBAS AROMÁTICAS Y CONDIMENTOS

pirámides, con un sabor que nos recuerda levemente al anís, pero con mayor intensidad olfativa, la mezcla perfecta de lo dulce y amargo, suave y picante.

En la Sección Árabe del Carrefour, en Tiendas o Carnicerías Árabes, podrás adquirir todos estos ingredientes, por un precio módico.

√ La PIMIENTA NEGRA, con su sabor fuerte y picante pero refrescante al paladar, ya importante en tiempos de los romanos, procedentes de la lejana Asia.

En la Sección Árabe del Carrefour, en Tiendas o Carnicerías Árabes, podrás adquirir todos estos ingredientes, por un precio módico.

√ El SÉSAMO o Ajonjolí, con cierto aroma a nuez, e ingrediente básico de numerosos postres y platos maravillosos, como el Humus.

En la Sección Árabe del Carrefour, en Tiendas o Carnicerías Árabes, podrás adquirir todos estos ingredientes, por un precio módico.

4.2 TOP ESPECIAS, HIERBAS AROMÁTICAS Y CONDIMENTOS

L O COMPLEMENTARIO, como:

√ El CILANTRO, con su aroma cítrico, ya casi extinto en la cocina mediterránea occidentalita, pero obligatorio en los países árabes mediterráneos y en Latinoamérica.

En la Sección Árabe del Carrefour, en Tiendas o Carnicerías Árabes, podrás adquirir todos estos ingredientes por un precio módico.

√ La CÚRCUMA, es poco utilizado por estos lares, aunque existen algunos buenos motivos para añadirlos a esta lista de opcionales, es el sustituto ideal al carísimo Azafrán, además la cúrcuma en diversos estudios está vinculado a la prevención del cáncer, repito prevención.

En la Sección Árabe del Carrefour, en Tiendas o Carnicerías Árabes, podrás adquirir todos estos ingredientes, por un precio módico.

√ La HIERBABUENA, es en realidad una extraña fusión entre algunas variedades de Menta, destacando por ese olor o perfume a fresco, que nos hace resaltar muchos platos.

En la Sección Árabe del Carrefour, en Tiendas o Carnicerías Árabes, podrás adquirir todos estos ingredientes por un precio módico.

√ El JENJIBRE, con sabor agrio y picante, da un toque picante y a la vez fresco a los platos, es un remedio de la medicina tradicional india y china, como antiinflamatorio natural.

En la Sección Árabe del Carrefour, en Tiendas o Carnicerías Árabes, podrás adquirir todos estos ingredientes por un precio módico.

4.2 TOP ESPECIAS, HIERBAS AROMÁTICAS Y CONDIMENTOS

√ La MENTA, la planta madre de la Hierbabuena, y fresca debe ser, destacando por ese olor o perfume a fresco.

En la Sección Árabe del Carrefour, en Fruterías, Tiendas o Carnicerías Árabes, podrás adquirir todos estos ingredientes por un precio módico.

√ El ORÉGANO, con un sabor aromático y balsámico, y su alto nivel de antioxidantes (esos tan famosos que dicen que nos protegen del envejecimiento), es imprescindible en nuestra cocina.

En la Sección Árabe del Carrefour, en Fruterías, Tiendas o Carnicerías Árabes, podrás adquirir todos estos ingredientes por un precio módico.

√ La PIMIENTA BLANCA, es la semilla de Piper o Pimienta, la cual se utiliza más como sazonador (igual que la sal) que por sus aromas, ya que es más suave.

En la Sección Árabe del Carrefour, en Fruterías, Tiendas o Carnicerías Árabes, podrás adquirir todos estos ingredientes por un precio módico.

4.3 TOP INGREDIENTES

L O BÁSICO, como:

√ AGUA DE AZAHAR, con sus notas frutales, que nos trae a nuestra cocina el aroma a los flores de los naranjos en primavera.

En la Sección Árabe del Carrefour, en Fruterías, Tiendas o Carnicerías Árabes, podrás adquirir todos estos ingredientes, por un precio módico.

√ COUS COUS, sémola de trigo duro, el mismo ingrediente con el cual se hacen las pastas italianas de calidad que aún perdura en la vieja Sicilia, aunque está perdido en el resto de la Europa Occidentalizada, y si te entretienes en leer "El Quijote", encontrarás referencia a este ingrediente milenario.

En la Sección Árabe del Carrefour, en Aldi versión ecológico, Tiendas o Carnicerías Árabes, podrás adquirir todos estos ingredientes, por un precio módico.

√ BULGUR, granos de trigo que sus orígenes se remontan a unos miles de años antes de Cristo, y que perduró en Occidente hasta la caída del Imperio Romano como gran parte de la cultura tradicional , que esa Edad Media salvaje y bárbara se extinguió para no aparecer nunca más.

En la Sección Árabe del Carrefour, en Fruterías, Tiendas o Carnicerías Árabes, podrás adquirir todos estos ingredientes, por un precio módico.

√ ENCURTIDOS, las aceitunas de toda la vida, maceradas de manera natural, con productos naturales como la sal, que aún podemos conseguir en muchas Tiendas o Mercados, y otros como los Limones encurtidos, ya no tan tradicionales por estos lares, pero imprescindibles en la cocina del Magreb.

En el Carrefour, en Mercado y Tiendas de Barrio, en Tiendas o Carnicerías Árabes, podrás adquirir todos estos ingredientes, por un precio módico.

4.3 TOP INGREDIENTES

√ FRUTOS SECOS, que solemos confundir con las semillas de plantas o arbustos, desde las típicas almendras pasando por piñones o dátiles...

En el Carrefour y otros Supermercados, en Mercado y Tiendas de Barrio, en Tiendas o Carnicerías Árabes, podrás adquirir todos estos ingredientes, por un precio módico.

√ TÉ, la bebida por antonomasia, pero quizás no lo sabes, las hojas de buen Té que se utilizan en todo el Mundo Árabe, es Té Verde de calidad de China, eso sí, mezclado con hojas de mentas secas.

En el Carrefour, en Tiendas de Té o en Tiendas o Carnicerías Árabes, podrás adquirir todos estos ingredientes, por un precio módico.

√ TAHIN, con cierto aroma a nuez, es el ingrediente básico de numerosos postres y platos maravillosos como el Humus, es una pasta de sésamo molido tostado, mezclado con aceites, agua, sal, etc.

En la Sección Árabe del Carrefour, en Tiendas o Carnicerías Árabes, podrás adquirir todos estos ingredientes, por un precio módico.

4.3 TOP INGREDIENTES

L O COMPLEMENTARIO, como:

√ PAN de PITA ÁRABE y los PANES MARROQUÍES, panes planos, pocos fermentados, en muchas ocasiones mezcla de harina de trigo con sémola de trigo, que les da esa esponjosidad característica, y por supuesto, cocido en horno de piedra tradicional, como hacían nuestras abuelas.

El Pan de Pita, en cualquier Supermercado (de dudosa calidad) y en Panaderías Tradicionales, pero nunca serán idénticos a la receta original.

Los Panes Marroquíes, en Tiendas o Carnicerías Árabes, pero siempre le faltará ese toque mágico que les da el Horno de Piedra.

√ AGUA DE ROSAS y AGUA de NARANJA, otros aromas para incorporar a tus platos para darles ese toque "marroquí".

En Tiendas o Carnicerías Árabes, podrás adquirir todos estos ingredientes, por un precio módico.

4.4 RECORDANDO

R ECORDANDO, como:

Ingredientes sanos y naturales desde verduras, hortalizas y frutas, hasta la carne, harán diferenciar un plato auténtico árabe con esas "cosas" embasadas que podemos comprar en numerosos Súper.

√ Verduras y Hortalizas Frescas de Temporada, cultivadas al Sol, imperfectas en sus tamaños y colores, como es la auténtica, en cambio, si es perfecta estéticamente, es de Invernadero, y sus aromas o sabores ya no existen.

√ Frutas, en especial Cítricos como el Limón o la Naranja, Frescas y de Temporada, imperfectas en sus tamaños y colores, pero perfectas en sus aromas o sabores.

√ Carnes, de que hayan pastado Hierbas o productos del campo y tomado el Sol que potenciarán sus sabores, en cambio, si sólo han comido piensos (maíz y soja son sus ingredientes básicos), por muy ecológicos que sean, no sabrán a nada, solo pagarás mucho más por un sellito ECO de moda.

Sin olvidar que sean frescas, eso de congelados aditivos, para los típicos platos, es de pura Gastronomía Europea.

√ Pescados del Mar, que no debemos confundir con los pescados modernos, procedentes de macro piscifactorías, como la Lubina o la Dorada, habituales en numerosos Súper, y por supuesto, Frescos.

MEDIDAS, PRE-CIOS, TIEMPOS Y OTRAS COSAS DI-FÍCILES.

"Una Cena Árabe en Dos Horas"

5. Medidas, Precios, Tiempos y Otras Cosas Difíciles.

5.1 INTRODUCCIÓN

Las Cosas complejas, saber cuánto nos cuesta una receta, que tiempo dedicar, o peor aún, como medir las dichosas cantidades, para que nos salga un plato agradable de comer, y que no tengamos que destinarlos al contenedor de la basura, esas son las dudas a resolver en este capitulito

√ Qué tamaño utilizar al cortar nuestras carnes, pescado, verduras, para lo cual hay docenas de términos (cortar, picar, en juliana, en dados, etc.), que son un lío total, por eso hay que simplificar, para que nos entendamos.

Decir "Petroselinum crispum", queda muy chuli, pero prefiero decirlo, como nos entenderemos todos, "Perejil".

Ya vamos a ver los términos sencillitos que vamos a utilizar para perezosos al cocinar (me incluyo a veces, jejeje)…

.

5. Medidas, Precios, Tiempos y Otras Cosas Difíciles.

5.2 PRECIO

El precio de un kilo de tomates (o de carne o pescado o verduras), depende de lo que quieras pagar por él, esa es la realidad.

√ Si es temporada de tomates (cuando es más sano, con más vitaminas y minerales), si nos molestamos en caminar un rato al Mercado o visitar un par de Tiendas de Frutas, o comprar la Oferta semanal de numerosos Súper lo podemos conseguir por algo mas 0,50€.

En cambio, si somos un poco flojetes, en cualquier Súper normal, por 1€, pero si vamos de Millonetis, comprándolos Ecológicos en tiendas de caché, pasarán de los 2€.

Por eso, utilizaremos el precio medio (1€/Kg), en este producto o cualquier otro, aunque siempre recomendaré comprar en el Mercado o Fruterías o Pescaderías, productos de Temporada que son los más Frescos y sanos.

√ El precio por persona o plato, lo diré de esta manerita:

1 €/pers. Es decir máximo un euro, por persona o plato.
2 €/pers. Es decir máximo dos euros por persona o plato.
3 €/pers. Es decir máximo dos euros por persona o plato.

√ Que NO incluyo en el Precio, ya que son gastos fijos de la casa:

Gas Butano o Electricidad
Luz
Agua
Especias y Condimentos*.

*Son una inversión inicial de unas docenas de euros, y luego es sólo gastarse lo que nos cuesta un par de cafés al mes, para reponerlos.

5.3 EL TIEMPO EN LA COCINA

L a mayor parte de estos platazos, se preparan en una media de 60 minutos, que es menos que lo que dura un capítulo de la serie "La que se avecina", del cual es fans fanática mi amiga Berni, que no se pierde ningún capítulo, eso sí, tiempo a cocinar algún plato que no sea "prefabricado", no le da tiempo, o esos siempre me dice, jajaja.

√ Un mínimo de organización, es lo que nos exige para cumplir con ese tiempo chefeando, y de paso, saber el día anterior lo que vamos a cocinar (para descongelar alguna salsa o carne del congelador).

Una pizarrilla del chino, al lado de la nevera, con una lista de los días de la semana y el plato a preparar cada día, es un buen recordatorio, de lo que debemos tener a mano.

√ A los chicos nos cuesta más hacer dos cosas a la vez (así es el cerebro del homus brutus), pero no es tan complicado, es sólo tener Dos Ollas y Dos Sartenes, además de una cocina que no tarde un siglo en dar temperatura (como algunas eléctricas).

La Batidora eléctrica, es imprescindible para algunos platos como el Humus, incluso para los que nos negamos a ciertos modernidades cacharriles insanas para la salud y para nuestro bolsillo.

√ Preparar y Colocar los ingredientes en la mesa, antes de cocinar, nos ahorrará cuarenta mil vueltas buscando algo, con mucho esfuerzo y después de años logré aprenderlo, jejeje.

.

5. Medidas, Precios, Tiempos y Otras Cosas Difíciles.

5.4 LAS MEDIDAS

Medir, medir y más medir, para saber cuántos gramos de especias y hierbas aromáticas hay que echar. Hace tiempo que descarté métodos modernazos, al final era más lento...

√ Una cucharilla pequeña y otra grande, son mis herramientas básicas, complementándolos con mis dedos (la pizca esa, que cabe en nuestros deditos, pero que da más fallo que una escopeta de caña).

Media cucharadita: Pues eso, la lleno y quito la mitad, de una cucharilla pequeña del tipo que utilizábamos para echar ese veneno llamado azúcar al Café.

√ Una cucharadita: Pues eso, la lleno, de una cucharilla pequeña, del tipo que utilizábamos para echar ese veneno llamado azúcar al Café.

√ Una Cuchara: Pues eso, la lleno, de una cuchara grande, que utilizamos para comer esos platos de comida tradicional.

√ Una pizca: Lo que cabe entre dos dedos, por si nos faltó un pelín de sal o especias.

√ Un Vaso de Plástico Medidor: Aún existen aunque no te lo creas, y son muy prácticos, van marcados por gramos de peso y centilitros de agua o líquido.

Otros opcionales o caprichiles: Peso eléctrico de cocina.

.

5. Medidas, Precios, Tiempos y Otras Cosas Difíciles.

5.5 LOS CORTES

Hay tantos tipos de corte, que me niego a aprenderlos, jejeje, mejor utilizar los términos que aprendí en la EGB.

√ Los Cuadraditos o Cuadrados es lo más habitual.

√ Cuadrados enanos: Pues eso, pequeñajos a más no poder, de 0,5cm por 0,5cm aproximadamente, que tienen el mismo tamaño por todos los lados.

√ Cuadrados o cuadraditos: Pues eso, normalitos, de 2cm por 2cm aproximadamente, que tienen el mismo tamaño por todos los lados.

√ Cuadrados o cuadraditos alargados: Pues eso, normalitos, de 2cm por 3cm aproximadamente, que tienen un lado más larguito que los demás.

√Juliana: En tiras alargadas, como las tiritas de la farmacia que nos poníamos de peques, de 0,5cm por 5cm aproximadamente, que tienen un lado más larguito que los demás.

Con estos "conceptos", vamos bien servidos para preparar esos ricos platos sanos, económicos y rapidejos.

.

5.5 LOS CORTES

Hay tantos tipos de corte, que me niego a aprenderlos, jejeje, mejor utilizar los términos que aprendí en la EGB.

√ Los Cuadraditos o Cuadrados es lo más habitual.

√ Cuadrados enanos: Pues eso, pequeñajos a más no poder, de 0,5cm por 0,5cm aproximadamente, que tienen el mismo tamaño por todos los lados.

√ Cuadrados o cuadraditos: Pues eso, normalitos, de 2cm por 2cm aproximadamente, que tienen el mismo tamaño por todos los lados.

√ Cuadrados o cuadraditos alargados: Pues eso, normalitos, de 2cm por 3cm aproximadamente, que tienen un lado más larguito que los demás.

√Juliana: En tiras alargadas, como las tiritas de la farmacia que nos poníamos de peques, de 0,5cm por 5cm aproximadamente, que tienen un lado más larguito que los demás.

Con estos "conceptos", vamos bien servidos para preparar esos ricos platos sanos, económicos y rapidejos.

.

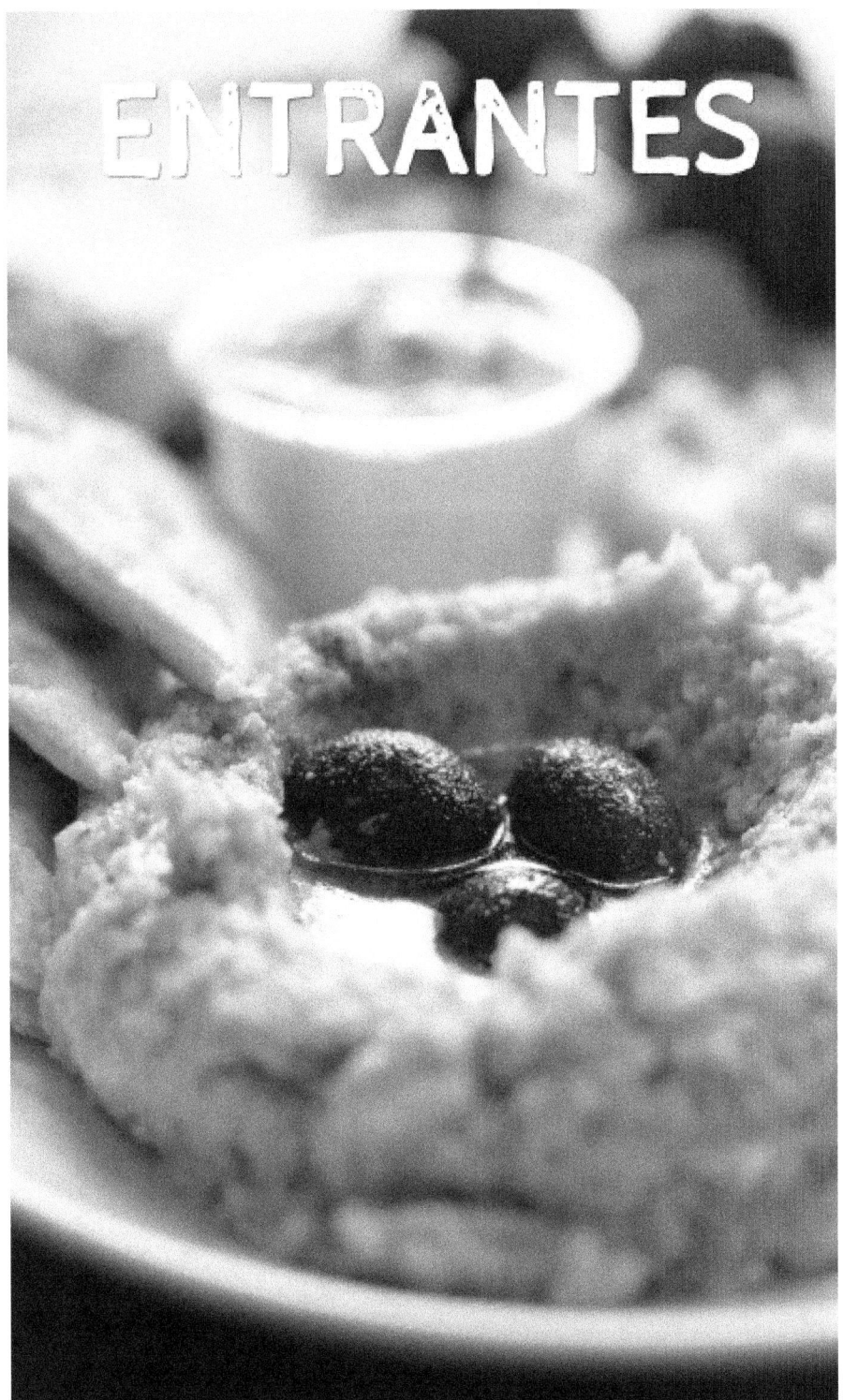

ENTRANTES

6. HUMMUS. SIRIA VERSUS ROMA.

"Una Cena Árabe en Dos Horas"

6.1. Hummus. Siria Versus Roma.

4 pers. | Fácil | 1 €/pers. | Tiempo: 30 minutos

D escubriendo:

Ya sabemos que los excesos de carnes son perjudícales para nuestra salud y bolsillo, y este último, quizás no sea un problema en Occidente, pero si los es para el 90% de la población mundial. Por ello, esta receta carnívora vegetariana a base de legumbres, es una de mis predilectas, y para machismos países árabes.

De orígenes dos veces milenarios, de consumo habitual en el Imperio Romano, queda almacenada en los fogones de muchos países, que con el paso de los siglos serían llamados musulmanes, y uno de los que quizás mejor conservo esos recuerdos culinarios, es Siria, aunque darle el título de hijo primogénito, quizás sea excesivo.

√ Utensilios:

- Cuchillo, Espátula de madera, cucharilla y tenedor.
- Bol, platos o recipientes y fuente de barro para hornear.
- Batidora.
- Sartén Mediana.

√ Ingredientes:

- 500 gramos Garbanzos cocidos.
- 2 cucharadas de Tahini.
- 2 dientes de Ajo.
- ½ Limón (exprimirlo y conservar el zumo).
- 50cc. de Aceite de Sésamo o en su defectoAceite Oliva Virgen Extra.
- Cilantro Fresco picado o Pasta de Cilantro.
- Sal Marina, Comino, Pimienta Negra y Pimentón picante de la Vera.

6.1. Hummus. Siria Versus Roma.

√ Los Garbanzos:

- Ponemos los garbanzos secos en la Olla Grandota (con agua y una pizca de sal).
- Lo dejamos en remojo, mínimo una noche, lo ideal unas 24 horas.

√ Lo Primero:

- Encendemos la Radio con una música alegre de finde.
- Poner en la encimera las hierbas aromáticas y/o especias a utilizar, etc.
- Lavar la Verdura.
- Preparar una Sartén con dos cucharas de AVOE.
- Preparar la tabla de Madera con el Cuchillo para cortar.

√ Preparación rapideja:

√ Paso 1:

- Escurrimos los garbanzos, lo echamos en un cuenco y
- Añadimos los ajos, ya picados, al cuenco y
- Añadimos el Cilantro picado (o una cucharadita de pasta de cilantro),
- Añadimos dos cucharaditas de Tahini, y lo a trituramos todo
- Y nos ponemos con el segundo paso.

√ Paso 2:

- Añadimos una cucharadita de Comino, otra de Pimienta negra, otra de Pimentón de la Vera picante y media de Sal.
- Y volvemos a triturarlo todo.
- Lo probamos, si vemos que está demasiado duro, nos ponemos con el tercer paso.

√ Paso 3:

- Añadimos de 50cc a 100cc de agua.
- Y volvemos a triturarlo todo, hasta que tenga la textura que deseemos.
- Y nos ponemos con el cuarto paso.

6.1. Hummus. Siria Versus Roma.

√ Paso 4:

- Y listo, a emplatar, pudiéndolo decorar con una hoja de Hierbabuena o Menta.

√ **CHEFeriando**:

- El Toque Cheferil es el Tahini, una pasta de sésamos muy habitual en muchos platos árabes.

√ **Aclaraciones**:

- El Tahini auténtico, sin aditivos ni extras, ECO, puedes conseguirlo, en la Sección Árabe del Carrefour, de la marca NaturGreen, por algo más de 3€, aunque también lo puedes adquirir en Tiendas y Carnicerías Halal.

- El Aceite de Sésamo, potenciará el Sabor de nuestro Humus, pudiéndolo comprar en ofertas ocasionales en Aldi/Lidl, en Tiendas Asiáticas, a un precio prohibitivo en el Carrefour o El Corte Inglés.

6.2. Hummus. Siria Versus Roma.

Truqueando:

Preparar un Hummus es rápido, pero si estamos contra el reloj, existen ya algunos preparados de calidades diversas que podemos comprar para esta Cena árabe, y que nadie será capaz de "descubrir" que es de bote, aunque no debemos abusar de ellos en nuestra dieta diaria, pues llevan aceites refinados en vez de aceite de oliva virgen, entre otros aditivos que nos harán engordar...

√ Dónde Comprarlo:

- Hummus*. Marca Hacendado. Mercadona, 1,5€

- Hummus. Marca Casa Morando. ALDI. y/o Hummus. Marca Baresa. LIDL. 1,5€

- Hummus. Marca Y Griega. Carrefour y El Corte Inglés. + 1,5€
  .

7. TABULE.
LÍBANO.

"Una Cena Árabe en Dos Horas"

7.1. Tabule. Líbano.

4 pers. | Fácil | 1 €/pers. | Tiempo: 15 minutos

D escubriendo:

Esta rica ensalada, típica de los países árabes del Levante, nos aporta verduras y carbohidratos saludables obtenidos del bulgur o sémola de trigo, es económica y rápida de preparar.

Un clásico de la cocina del Líbano, consumidos por musulmanes y cristianos, el Tabule de este país, quizás sea el más saludable de todos, por su abundante uso de hierbas aromáticas y verduras empleadas, por lo cual, trataremos de respetar la receta libanesa, pero las opciones son docenas.

√ Utensilios:

- Cuchillo, Espátula de madera, cucharilla y tenedor.
- Fuente de barro.
- Bol, platos o otros recipientes opcionales.

√ Ingredientes:

- 200cc de Bugur.
- 200cc de Agua templada.
- 1 Cebolleta.
- 1 Tomate grandote o dos pequeños.
- 1 Pepino.
- 1 Lima o en su defecto Limón (exprimirlo y conservar el zumo).
- 1 Taza de Perejil picado.
- Opc. 1 Taza de Cilantro picado.
- Sal.
- Sal Marina, Pimienta blanca y Aceite de Oliva Virgen.

7.1. Tabule. Líbano.

√ El Bulgur::

-- Calentamos 200cc de agua en una Fuente de Barro, hasta que esté templada (calentita el agua pero que no queme).
- Añadimos los 200cc o Taza pequeña de Bulgur, en la Fuente de Barro con el agua, y lo removemos.
- Lo dejamos 15 minutos en reposo, hasta que el Bulgur halla absorbido todo el agua, removiéndolo ocasionalmente.

√ Lo Primero:

- Encendemos la Radio con una música alegre de finde.
- Poner en la encimera las hierbas aromáticas y/o especias a utilizar, etc.
- Lavar la Verdura.
- Preparar la tabla de Madera con el Cuchillo para cortar.

√ Preparación rapideja:

√ Paso 1:

- Pelamos los tomates, y lo picamos en cuadraditos enanos, y echamos a un bol.
- Picamos la cebolleta en cuadraditos enanos, y echamos al mismo bol.
- Pelamos el pepino, y lo picamos en cuadraditos enanos, y echamos al mismo bol.
- Picamos el perejil en cuadraditos enanos, y echamos al mismo bol.
- Opcional, Picamos el cilantro en cuadraditos enanos, y echamos al mismo bol.
- Y nos ponemos con el segundo paso.

√ Paso 2:

- Añadimos una pizca de Sal, y otra pizca de Pimienta Blanca en el mismo Bol con las verduras picadas.
- Añadimos dos o tres cucharadas de aceite de oliva virgen el mismo Bol con las verduras picadas.
- Lo removemos todo y nos ponemos con el tercer paso.

7.1. Tabule. Líbano.

√ Paso 3:

- Añadimos al Bol con las Verduras ya condimentadas, el Bulgur que teníamos en la Fuente de Barro.
- Lo removemos todo, y
- Añadimos el zumo de un Lima exprimido, y volvemos a removerlo.
- Y nos ponemos con el cuarto paso.

√ Paso 4:

- Comprobamos el sabor, y en su caso, añadimos un extra de Sal o Pimienta Blanca,
- Y listo, a emplatar, pudiéndolo decorar con una hoja de Hierbabuena o Menta.

√ Opcional:

- Un buen montón de hojas de Cilantro picadas, y si añadimos unas gotas de Agua de Azahar, será un toque diferenciador.

√ **Aclaraciones**:

- Las Hierbas frescas y verduras, incluido el Perejil, el Cilantro o la Lima, están disponibles en muchas Fruterías, y en diversos Súper como el Mercadona o Carrefour, por un euro.

- El Bulgur, está disponible en el Carrefour y en Tiendas Árabes.

7.2. Tabule. Líbano.

Truqueando:

Preparar un Tabule es rápido, pero si estamos contra el reloj, existen ya algunos preparados, de calidades diversas, que podemos comprar para esta Cena árabe, y que nadie será capaz de "descubrir" que es de bote, aunque no debemos abusar de ellos en nuestra dieta diaria, pues llevan aceites refinados en vez de aceite de oliva virgen, entre otros aditivos, que nos harán engordar...

√ Dónde Comprarlo:

- Tabule Oriental*. Marca Mart&Co. ALDI 1,5€

- Tabule Oriental. Marca Pierre Martinet. Carrefour y El Corte Inglés. 2,5€.

- Tabule Oriental. Ocasionalmente en Mercadona o Lidl. 2€.

8. ZALLAUK DE BERENJENAS. MARRUECOS.

"Una Cena Árabe en Dos Horas"

8.1. Zallauk de Berenjenas. Marruecos

4 pers. | Fácil | 1 €/pers. | Tiempo: 30 min.

D escubriendo:

El Zallauk o Caviar de Berenjenas, es un plato típico de la Gastronomía del Sur del Mediterráneo, de Marruecos en particular, aunque en el Al Ándalus pretérito, que abarcaba hasta los Pirineos, ya se consumía con pequeñas variaciones de la receta actual, pero que se extinguió de nuestros fogones en el S.XV.

Es uno de los platos básicos en la cocina de cualquier familia marroquí, nutritivo y saciante, y sobre todo económico, pues sus dos ingredientes básicos, frescos y de temporada, son las berenjenas y los tomates que son accesibles para cualquier trabajador, ya que sueldos de 200€, habituales en países en vías de desarrollo, no permiten lujos excesivos.

√ Utensilios:

- Cuchillo, Espátula de madera, cucharilla y tenedor.
- Bol, platos o recipientes.
- Dos Ollas Grandes.
- Sartén Grande.

√ Ingredientes:

- 1 Kg de Berenjenas.
- 1 Kg Tomates Frescos Maduros.
- 4 dientes de Ajo.
- ½ Limón.
- AVOE.
- Sal Marina, Pimienta Negra, Comino, Pimentón de la Vera.
- Opc. 100 gramos Aceitunas negras.
- Opc. Ras al Hanaut, Cilantro o Hierbabuena y Agua de Azahar.

8.1. Zallauk de Berenjenas. Marruecos

√ Lo Primero:

- Encendemos la Radio con una música alegre de finde.
- Poner en la encimera las hierbas aromáticas y/o especias a utilizar.
- Lavar la Verdura (Berenjenas y Tomate).
- Preparamos las Ollas con agua con una pizca de Sal y una cucharadita de AVOE.
- Preparar una Sartén con dos cucharas de AVOE.
- Preparar la tabla de Madera con el Cuchillo para cortar.

√ Preparación rapideja:

√ Paso 1:

- Ponemos a fuego lento la Olla de Agua.
- Cortamos y tiramos la punta verde o rabejo de la Berenjena.
- Cortamos la Berenjena por la mitad, a lo largo y...
- La cortamos en trozos cuadrados alargados (de 2cm por 3cm aprox.).
- Ojo! se deja con la piel negra al cortarla, le dará un sabor exquisito.
- Echamos la Berenjena cortada a la Olla de Agua, poniéndola a fuego medio.
- En 15/20 minutos estará cuasi blanda o al dente, es el momento de apartarla.
- En ese tiempo de espera de la cocción (15/20 minutos), nos penemos con el segundo paso.

√ Paso 2:

- Ponemos a fuego fuerte la segunda Olla de Agua.
- Echamos el Tomate Fresco madurito.
- Pasados cinco minutos, sacamos los tomates que ya tendrán la piel blanda.
- Quitamos (y tiramos) la piel a cada tomate y lo echamos todos los tomates en un bol de cristal, machándolo poquito con un tenedor.
- En ese tiempo de espera de la cocción (5 minutos), nos ponemos con el tercer paso.

8.1. Zallauk de Berenjenas. Marruecos

√ Paso 3:

- Pelamos cuatro dientes de ajo.
- Cortamos los ajos en cuadraditos minúsculos y reservamos.
- Preparamos las aceitunas (si tienen huesos, los quitas) y reservamos.
- Ahora ya si pasamos al Paso 4, puesto que hemos completado la cocción del tomate.

√ Paso 4

- Ponemos la Sartén Grande en el fuego, muy bajito, hasta que esté caliente el AVOE.
- Añadimos el Ajo, y cuando empiecen a dorarse, añadimos media cucharada de pimentón.
- 1 minuto después añadimos el Tomate que ya teníamos preparados en el Bol.
- Vamos removiéndolo unos 5/10 minutos, en su caso echar ¼ vaso de agua si vemos que se puede quemar o pegar.
- Echamos la Sal (1/2 cucharadita rasa aprox.), la Pimienta Negra (1/2 cucharadita aprox.), el Comino (1/2 cucharadita rasa aprox.), y el Rus al Hanout (1/4 cucharadita rasa aprox.), hasta hallar el sabor y aroma que más os guste.

√ Paso 5

- Añadimos las Berenjenas ya cocidas, removiéndolas (5 minutos aprox.), las aceitunas negras y el zumo de medio limón.
- Comprobamos el sabor, y en su caso, añadimos un extra de Sal, Pimienta y Comino.
- Añadimos unas gotas de Agua de Azahar.
- Apagamos el Fuego, jejeje.

√ Paso 6

- Ya está listo, un verdadero manjar! ya sólo es presentarlo en un plato que podemos adornar con unas hojas de cilantro o hierbabuena fresca.

8.1. Zallauk de Berenjenas. Marruecos

√ **Aclaraciones**:

- Si dispones de congelador, puedes preparar una cantidad mayor, y guardarlas para esos días que andamos escasos de tiempo, aunque otra opción, es cocer las berenjenas el día anterior, guardándolo en un bol en la nevera, para así realizar la receta más rápidamente.

8.2. Zallauk de Berenjenas. Marruecos

Truqueando:

El Tomate, es un producto de temporada, de octubre a junio de cada año, y es habitual encontrarlas en muchos Súper o Tiendas de Verduras y Frutas por un precio medio de 1€/Kg, pero el comprar una Lata de Tomate Entero (ojo, revisa que no lleven aditivos o azúcares), nos ahorra unos minutos de trabajo en la Cocina.

√ Dónde Comprarlo:

- Tomate Entero. Marca Freshona LIDL y/o Marca El Cultivador. ALDI. 1€

- Tomate Entero. Marca Carrefour Bio. CARREFOUR. 2€

- Las Berenjenas, es un producto de temporada, de septiembre a mayo de cada año, y es habitual encontrarlas en muchos Súper o Tiendas de Verduras, por un precio medio de 1€/Kg.

.

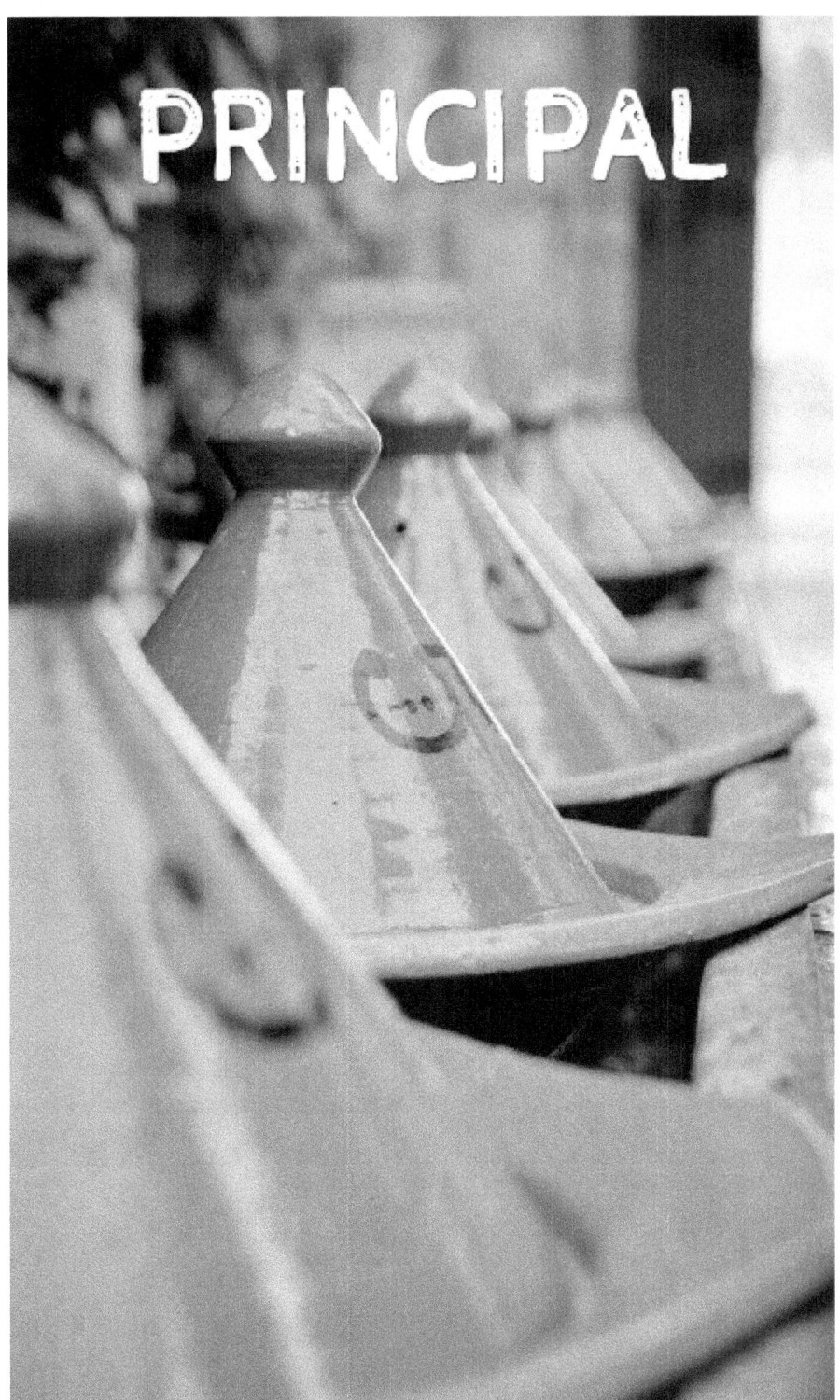

9. FALAFEL. KURDISTÁN.

"Una Cena Árabe en Dos Horas"

9.1. Falafel. Kurdistán

4 pers. | Medio | 1 €/pers. | Tiempo: 1 hora

D escubriendo:

Ya sabemos que los excesos de carnes son perjudiciales para nuestra salud y bolsillo, pero quizás el dinero no sea un problema en Occidente, pero sí los es para el 90% de la población mundial. Por ello, esta receta carnívora vegetariana a base de legumbres, es una de mis predilectas y preferidas también por la mayor parte de la población de los países árabes.

Las Hamburguesas o Albóndigas de Garbanzos, nutritivas y con un buen aporte de proteínas, tiene su origen en una zona no bien definida, entre Turquía, Siria e Irak, entre una nación que son docenas de millones de personas, pero no tienen derecho aun ni a usar su propia lengua, pero que en un pasado, dio grandes líderes como Saladino. Este lugar se llama Kurdistán y sus habitantes, los Kurdos, que residen por millones en esta Europa como exiliados, y que la pobreza de su tierra natal, no permitía el consumo de carnes en abundancia, siendo sustituido por una legumbre, que luego todos importaron, los famosos garbanzos, que además del tipo cocido madrileño, se pueden consumir en esta receta ya milenaria, el Falafel.

√ Utensilios:

-   Cuchillo, Espátula de madera, cucharilla y tenedor.
-   Bol, platos o recipientes y fuente de barro para hornear.
-   Batidora.
-   Sartén Mediana.

√ Ingredientes:

-   Un Bote de Garbanzos cocidos.
-   Harina de garbanzo.
-   1 Cebolla morada o Blanca.
-   4 dientes de Ajo.

9.1. Falafel. Kurdistán

- 1 Limón.
- AVOE para freír.
- Cilantro Fresco o Pasta de Cilantro.
- Salsa Tahini.
- Sal Marina, Comino, Pimienta Negra y Pimentón de la Vera.

√ Lo Primero:

- Encendemos la Radio con una música alegre de finde.
- Poner en la encimera las hierbas aromáticas y/o especias a utilizar, etc.
- Lavar la Verdura.
- Preparar una Sartén con dos cucharas de AVOE.
- Preparar la tabla de Madera con el Cuchillo para cortar.

√ Preparación rapideja:

√ Paso 1:

- Picamos la Cebolla, en trozos cuadrados enanos, y reservamos.
- Cortamos los ajos en tiritas pequeñas finas enanas, y reservamos.
- Si utilizamos Cilantro fresco, la cortamos en tiritas pequeñas finas enanas, y reservamos.
- Y nos ponemos con el segundo paso.

√ Paso 2:

- Escurrimos los garbanzos, lo echamos en un cuenco y lo trituramos.
- Añadimos la Cebolla y los ajos, ya picados, al cuenco y lo trituramos.
- Añadimos el Cilantro picado (o una cucharadita de pasta de cilantro), 1 cucharadita de Comino, otra de Pimienta negra, media cucharadita de Pimentón de la Vera picante y
- Dos cucharaditas de Tahini, y lo volvemos a triturar todo.
- Añadimos media cucharadita de levadura en polvo
- Y nos ponemos con el tercer paso.

√ Paso 3:

- Si ves que queda demasiado blanducho, añádele 100 gramos de Harina de garbanzo
- O si lo prefieres, le añades 100 gramos de pan rallado integral.

9.1. Falafel. Kurdistán

- Lo dejamos reposar media hora tapado con un paño en la nevera, y en ese tiempo podemos preparar otros platos.
- Y nos ponemos con el cuarto paso.

√ Paso 4

- Ya está lista para Amasarla, dándole forma de:
- Bolitas o albóndigas, echando un trozo de masa en las manos, y rotándolas, hasta que sean redondas.
- Y nos ponemos con el quinto paso.

√ Paso 5

- Ponemos la Sartén con mucho AVOE a fuego medio, esperando hasta que esté bien caliente. (el aceite, jejeje).
- Harinamos las albóndigas con un poquito de harina de garbanzo, y a la Sartennn.
- Unos breves minutos hasta que estén doradas dándole la vuelta con la espumadera, y la sacamos echando otra tanda a la sartennn.
- Las secamos con papel absorbente y listo para congelar (después de que se hallan enfriado) o para nuestro estómago si no puedes resistir la tentación.

√ **Aclaraciones**:

- Una Salsa de Yogurt y pan de pita, son el complemento ideal para estos filetones no carnívoros.

- El Tahini auténtico, sin aditivos ni extras, y el ECO, puedes conseguirlo en la Sección Árabe del Carrefour de la marca Natur Green por algo más de 3€, aunque también lo puedes adquirir en Tiendas y Carnicerías Halal.

9.2. Falafel. Kurdistán

Truqueando:

En la receta original se utiliza Garbanzos secos, que hay que dejar reposar de 24 a 48 horas, en un Bol con agua, pero es un proceso largo, además, nos ralentiza a la hora de triturarlos, por ello la mejor alternativa es utilizar garbanzos ya cocidos.

√ Dónde Comprarlo:

- Garbanzos cocidos. Marca Campo Largo. LIDL y/o Marca El Cultivador. ALDI. 1€

- Garbanzos cocidos. Marca Hacendado. Mercadona y/o Marca Carrefour. Carrefour. 1€

- Garbanzos Ecológicos cocidos. Marca Gutbio. ALDI. 2€.

.

10. TAJÍN POLLO AL LIMÓN. MARRUECOS

"Una Cena Árabe en Dos Horas"

10.1. Tajín de Pollo al Límon. Marruecos

4 pers. | Medio | 1 €/pers. | Tiempo: 1 hora

Descubriendo:

El Tajín o Tajine, es otro de los secretos de la gastronomía árabe del Magreb, en particular de Marruecos, Túnez y Argelia, es una fuente de barro circular, con una tapadera de barro con forma de volcán, con un hueco circular en su parte superior.

Esto tiene la ventaja que el calor sube y vuelve a bajar, permitiendo una cocción más saludable a menor temperatura manteniendo una mayor frescura en los alimentos empleados que pueden ser variados desde el tajín de verduras al de ternera, pero en esta ocasión utilizaremos el pollo, alimento más acorde a los presupuestos familiares árabes, y el limón, de los cuales son grandes consumidores, eso sí, el sabor del limón magrebí está más emparentado con la lima que con el limón europeo.

√ Utensilios:

- Cuchillo, Espátula de madera, cucharilla y tenedor.
- Bol, platos o recipientes.
- Tajine de Barro.

√ Ingredientes:

- 4 Muslos de Pollo.
- 1 Cebolla Roja o en su defecto, blanca.
- 4 dientes de Ajo.
- 100 gramos de aceitunas negras.
- Zumo exprimido de un Limón.
- 1 Limón Encurtido.
- AVOE o Aceite de Oliva Virgen.
- Sal Marina, Pimienta Negra, Cúrcuma.
- Cilantro y Jengibre, fresco lo ideal.
- Opc. Agua de Azahar y/o Agua de Rosas y Salsa picante Harissa.

10.1. Tajín de Pollo al Limón. Marruecos

√ Lo Primero:

- Encendemos la Radio con una música alegre de finde.
- Poner en la encimera las hierbas aromáticas y/o especias a utilizar.
- Lavar las Verduras o Carnes a utilizar.
- Preparamos el Tajine echándole dos cucharas de AVOE.
- Preparar la tabla de Madera con el Cuchillo para cortar.

√ Preparación rapideja:

√ Paso 1:

- Embadurnamos el Pollo con Sal y Pimienta, una Cuchara de AVOE y opcionalmente, con media cucharadita de salsa picante harissa, y lo dejamos reposar.
- Pelamos y cortamos en tiras finas alargadas o juliana la cebolla roja.
- Pelamos y cortamos en tiras cuadradas enanas los ajos.
- Exprimimos el Zumo de los limones.
- Cortamos en tiras finas alargadas o julianas grandotas el limón encurtido.
- Picamos el Cilantro fresco en tiras finas cuadradas y rallamos un cuarto de cucharadita de jengibre fresco.
- Y nos ponemos con el segundo paso.

√ Paso 2:

- Ponemos a fuego medio bajo el Tajine con las dos cucharas de AVOE.
- Echamos el ajo picado y removemos un minuto, y
- Echamos la cebolla picada y removemos un minuto, y
- Ponemos encima los muslos de Pollo, y
- Echamos algo menos de medio vaso de agua, unos 100 cc.
- Echamos encima el Cilantro, el Jengibre, la Cúrcuma,
- Echamos en los huecos, las aceitunas y los trozos de limón encurtido
- Tapamos el Tajine, bajando el fuego casi al mínimo,
- Y nos ponemos con el tercer paso.

√ Paso 3:

- Dejamos al fuego un mínimo de una hora, a veces hasta dos horas, cociéndose lentamente, sin abrir la tapa en la primera hora.

10.1. Tajín de Pollo al Límon. Marruecos

- Revisamos cada quince minutos en la segunda hora, hasta que comprobemos que está todo perfectamente cocido, y el aroma a limón inunda nuestros olfatos.
- Y nos ponemos con el cuarto paso.

√ Paso 4

- Retiramos del fuego, y listo para servir.
- Podemos añadir una gotas de Agua de Azahar o de Rosas, para potenciar su aroma a árabe, como algo opcional.

√ **Aclaraciones**:

- Con respecto a los Limones Encurtidos, podemos adquirirlos en la Sección Árabe del Carrefour o en Carnicerías Halal, y prueba a utilizar el zumo de una lima en vez que de limón, que ya en casi todos los Supermercados los puedes encontrar.

- El Tiempo o Paciencia, es otra de las claves, dejarlo cocerse a su ritmo, mientras preparamos otros recetas, ya que en sí, con quince minutos de trabajo real, estará listo, el resto del tiempo, es sólo de espera.

10.2. Tajín de Pollo al Límon. Marruecos

Truqueando:

Si empezamos a preparar este plato muy tarde, con apenas media hora antes de la llegada de nuestros invitados, la única alternativa es cocer a fuego fuerte en una olla con agua los muslos unos quince minutos, y luego incorporarlos al Tajine, esto nos salvará el "cuello", pero dañará el sabor, pero para algo están las especias, para ocultar los aromas, un extra de harissa o de aguas aromáticas, esconderán el error cometido, jejeje.

√ Dónde Comprarlo:

- Eso de comprar un pollo entero y trocearlo, es bonito, pero nos hará perder tiempo, lo mejor el típico pack de cuatro muslos, que por menos de 3€, podemos comprar en muchos Súper, incluido el Lidl.

.

11. ALBONDIGAS O KEFTA. EGIPTO

"Una Cena Árabe en Dos Horas"

11.1. Albondigas o Kefta. Egipto.

4 pers. | Fácil | 1 €/pers. | Tiempo: 30 min.

D escubriendo:

Kefta o Kofta, es un plato procedente de la exótica Persia, ahora llamada Irán, aunque su paternidad se la disputan varios países, todos situados en Oriente Medio, y su principio básico, carne picada de ternera o cordero, procedentes de esos trozos que no eran aptos para su asado o que desdeñaban los ricos, mezcladas con diversos ingredientes, normalmente cebolla y especias, aunque en esta variante trataremos de respetar la receta del Egipto faraónico.

La Gastronomía de Egipto, hermana de la Gastronomía del Magreb o Mediterráneo Primigenio, incorporó ingredientes de la Gastronomía del Levante y de la Persa, siendo la Haba o alubia, la base de sus recetas, inclusive el Falafel se preparan con esta legumbre, sin olvidar el arroz o pilav, otros de su platos estrellas, y las carnes, de precio excesivo para las amplias clases populares, se nutre de animales como el Pollo o Conejo, y las Keftas hechas de las carnes no aptas para su cocción normal, es otra de su fuentes de proteínas.

√ Utensilios:

- Cuchillo, Espátula de madera, cucharilla y tenedor.
- Bol, platos o recipientes.
- Sartén Grande.

√ Ingredientes:

- ½ Kg de Carne de Ternera picada.
- 1 Cebolla roja.
- 2 dientes de Ajo
- 1 manojo de Perejil fresco.
- 25 gramos de piñones pelados.
- AVOE o Aceite de Oliva Virgen.
- 1 cucharadita de especias de Kefta, que podemos adquirir en la Sección Árabe del Carrefour.

11.1. Albondigas o Kefta. Egipto.

- Sal Marina, Pimienta Negra, Canela, Comino, Pimentón de la Vera.

√ Lo Primero:

- Encendemos la Radio con una música alegre de finde.
- Poner en la encimera las hierbas aromáticas y/o especias a utilizar.
- Lavar la Verdura.
- Preparar la tabla de Madera con el Cuchillo para cortar.

√ Preparación rapideja:

√ Paso 1:

- Echamos en un bol la carne picada, y aderezamos con una cucharadita rasa de Sal, con media cucharadita de Pimienta Negra, con media cucharadita de Canela, con media cucharadita de Comino y con media cucharadita de Pimentón de la Vera.
- Echamos una cucharadita de especias de Kefta.
- Mezclamos bien la carne picada con las especias, durante un par de minutos, y dejamos reposar.
- Y nos penemos con el segundo paso.

√ Paso 2:

- Picamos el ajo en cuadraditos pequeños y,
- Picamos la cebolla roja en cuadraditos pequeños y
- Picamos el manojo de perejil en cuadraditos pequeños y
- Añadimos los piñones y
- Lo mezclamos todo, muy bien con la carne especiada en el Bol, un par de minutos.
- Lo dejamos reposar de quince a treinta minutos, hasta que la mezcla se asiente.
- Y nos ponemos con el tercer paso.

√ Paso 3:

- Con la mano cogemos un trozo de la mezcla, y haciéndola girar, le damos forma de bola,
- Repetimos el proceso con todo la masa, hasta que hayamos hecho todo las bolas o albóndigas de kefta,

11.1. Albondigas o Kefta. Egipto.

- Y nos ponemos con el cuarto paso.

√ Paso 4

- Ponemos la Sartén Grande en el fuego, muy bajito, hasta que esté caliente el AVOE.
- Añadimos las Kefta, para que se vayan friendo lentamente, sin quemarse, dándole la vuelta periódicamente,
- Sacamos los keftas fritos, y lo dejamos escurrir.
- Y nos ponemos con el quinto paso.

√ Paso 5

- Un toque al Horno a180 grados después de fritas unos cinco minutos, le dejarán una textura más agradable.
- Y listas para comer, acompañadas de Salsa de Yogurt y Pan de Pita o también la podemos presentar insertadas en un palillo de madera, como si fueran pinchitos.

√ **Aclaraciones:**

- La Carne picada, si es una mezcla de ternera y cordero sería mejor aún, pero sino podemos utilizar sólo ternera, otras carnes falsean el sabor, por ello, hay que procurar si compramos en el Súper, leer los ingredientes que utilizan como extras, te sorprenderán y matarán el sabor, o comprar carne en la carnicería y que la piquen enfrente de tus ojos.

11.2. Albondigas o Kefta. Egipto.

T ruqueando:

Es muy habitual en las Keftas, hacerlas en una parilla al carbón, o en su defecto, en un Horno a fuego bajo, pero este proceso nos llevaría un tiempo extra, por ello es mejor freírlas y de paso dejarlas unos minutos al Horno para que se cocine más rápido y la calidad no se vea afectada en exceso..

√ Las Especias para Kefta, la podemos comprar por menos de dos euros en la Sección Árabe del Carrefour o en las Carnicerías Halal o Árabes, aunque la receta varía según cada país de origen. Las que encontramos en España, es más bien estilo marroquí, la Turca suele llevar Zumaque y la Griega utiliza más Orégano.

.

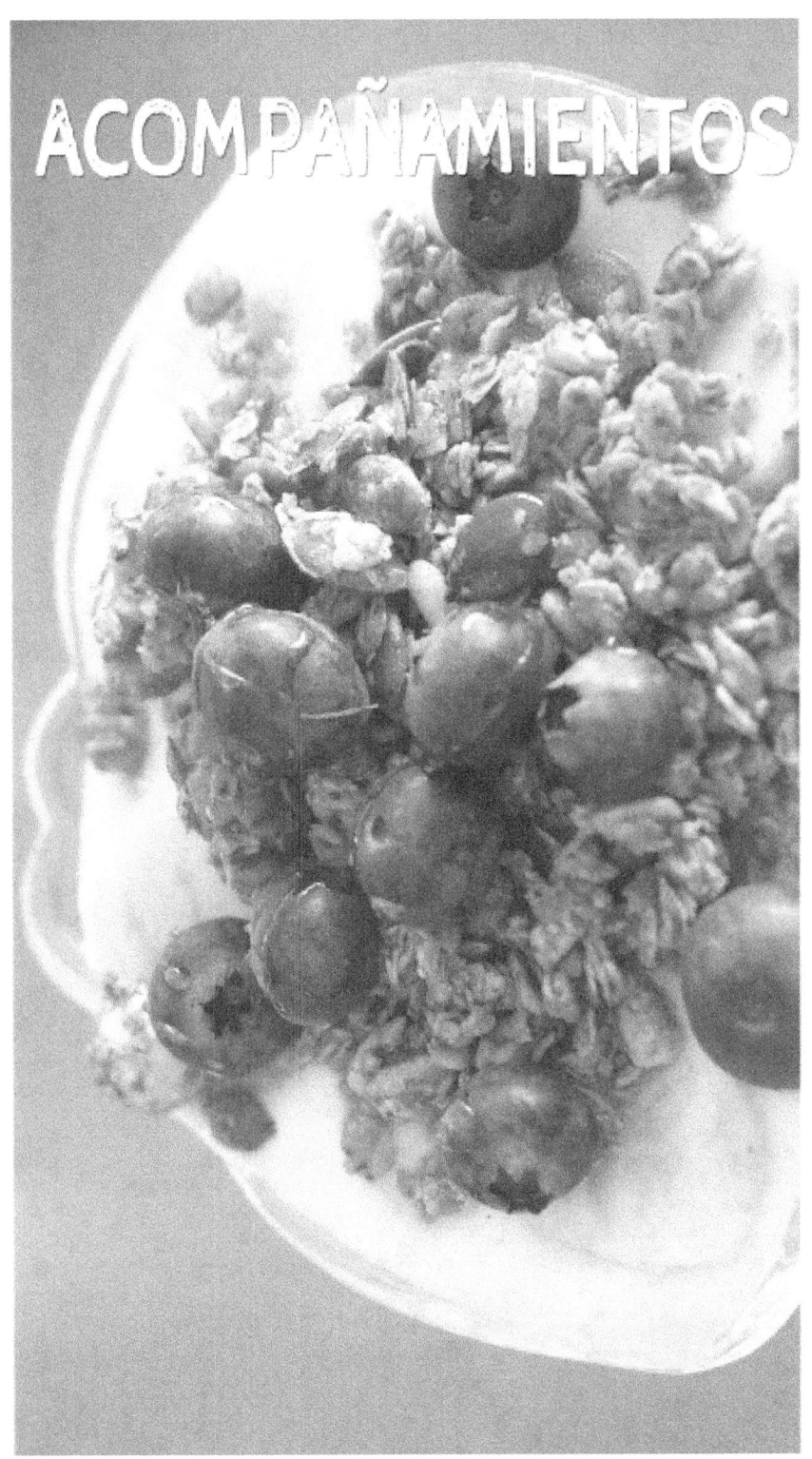

ACOMPAÑAMIENTOS

12. COUS COUS. AL ANDALUS EXTINTO

"Una Cena Árabe en Dos Horas"

12.1. Cous Cous. Al Ándalus Extinto.

6 pers. | Fácil | 1 €/pers. | Tiempo: 15 min.

Descubriendo:

El Cous Cous o Kuskusus, es sémola de trigo duro , siendo el plato nacional de las clases humildes en el Magreb en los días festivos, en particular en Marruecos, Túnez y Argelia, y sus primeros orígenes son inciertos, pero los bereberes ya lo consumían con regularidad en el Siglo X, siendo su uso en el Al Andalus de obligado cumplimiento, práctica que continúa durante más de cinco siglos, pero la caída de Granada en el año 1492, que conllevó la desaparición del Islam en la Península Ibérica, hace que este plato desparezca de nuestras dietas, aunque en otras regiones, antaño territorio musulmán, como Sicilia, aún forman parte de su Gastronomía.

Es una fuente rica en carbohidratos, sustento de la vida en regiones más pobres, donde los alimentos escasean o sus precios son demasiados altos para la mayor parte de la población, además al no estar refinado totalmente, como es habitual en los alimentos comprados en los ultra modernos supermercados europeos, aporta una pequeña cantidad de proteínas extra.

√ Utensilios:

- Cuchillo, Espátula de madera, cucharilla y tenedor.
- Fuente de barro.
- Olla mediana.
- Bol, platos o otros recipientes opcionales.

√ Ingredientes:

- 250cc de Cous Cous.
- 250cc de Agua caliente.
- 1 Cuchara de mantequilla.
- Sal.
- Opc. Agua de Azahar y/o Agua de Rosas
- Opc. ½ cucharadita de Ras el Hanut.

12.1. Cous Cous. Al Ándalus Extinto.

√ Lo Primero:

- Encendemos la Radio con una música alegre de finde.
- Poner en la encimera las hierbas aromáticas y/o especias a utilizar, etc.

√ Preparación rapideja:

√ Paso 1:

- Calentamos 250cc de agua en un Olla hasta que esté hirviendo a cien grados.
- En una Fuente de Barro, ponemos los 250 cc de Cous Cous.
- Añadimos una pizca de Sal, un ¼ de una cucharadita.
- Añadimos ½ cucharadita de Ras el Hanut.
- Echamos los 250cc de agua hirviendo sobre el Cous Cous en la Fuente de Barro.
- Y nos ponemos con el segundo paso.

√ Paso 2:

- Tapamos la Fuente de Barro, y dejamos reposar unos cinco minutos hasta que absorba parte del agua.
- Añadimos pasado este tiempo, una cuchara de mantequilla, y removemos entre el cous cous durante cinco minutos, hasta que se hayan mezclado perfectamente sin dejar grumos o pegotes.
- Y nos ponemos con el tercer paso.

√ Paso 3:

- Añadimos unas gotas de Agua de Azahar y/o Agua de Rosas.
- Y nos ponemos con el cuarto paso.

√ Paso 4

- Y listo, a emplatar, pudiéndolo decorar con una hoja de Hierbabuena o Menta.

12.1. Cous Cous. Al Ándalus Extinto.

√ **Aclaraciones**:

-   Utilizar una mantequilla ecológica que potencie su sabor, no esas margarinas extrañas de moda. La podemos encontrar en Aldi de la marca Gutbio por 2€.

12.2. Cous Cous. Al Ándalus Extinto.

Truqueando:

Un buen grano de cous cous se puede comprar en cualquier supermercado, aunque la moda es que sea todo ecológico, pero lo más importante es que sea INTEGRAL, no los modismos de turno...

√ **Dónde Comprarlo:**

- Cous Cous 1kg. Marca Día. DIA 1,6€

- Cous Cous ½ kg. Marca Gallo. CARREFOUR y/o MERCADONA. 1,30€

- Cous Cous Ecológico ¾ kg. Marca Gutbio. ALDI. 2,50€

.

13. PAN DE PITA. PERSIA

"Una Cena Árabe en Dos Horas"

13.1. Pan de Pita. Persia.

4 pers. | Fácil |1 €/pers. | Tiempo: 2 horas.

D escubriendo:

El Pan de Pita, una de los más antiguos de la humanidad, que aún perdura, procedente del Creciente Fértil o del Valle del Nilo, de la época de los Faraones, o quizás de Persia, grandes consumidores, pero se da a conocer como un pan plano, diferente a la versión acostumbrada en Occidente, que su ámbito de influencia comedil abarcaba África, Oriente Medio e Israel, hasta la lejana India.

El Impero Otomano lo adopta como propio, quizás copiándolo desde Persia y lo expande por sus territorios conquistados en los Balcanes (desde Grecia a Rumanía), pero no es hasta el Siglo XX que los emigrantes turcos lo utilizan como base para diversos bocadillos o comida rápida, de ahí se expandió a Europa y Norteamérica, y es así como se da a conocer internacionalmente.

√ Utensilios:

- Cuchillo, Espátula de madera, cucharilla y tenedor.
- Bol, Vaso o recipientes.
- Horno.

√ Ingredientes:

- 250 gr de Harina Integral.
- 200 cc de agua tibia.
- ½ sobre de levadura seca.
- 1 Pizca de Sal.
- 2 Cucharas de Aceite de Oliva Virgen.

13.1. Pan de Pita. Persia.

√ Lo Primero:

- Encendemos la Radio con una música alegre de finde.
- Poner en los ingredientes y/o especias a utilizar.

√ Preparación rapideja:

√ Paso 1:

- Echamos en un Vaso, los 50cc de agua tibia,
- Echamos medio sobre de levadura en polvo,
- Removemos y dejamos reposar un par de minutos
- Y nos penemos con el segundo paso.

√ Paso 2:

- Echamos en un Bol de cristal, los 250 gramos de harina integral, dándole la forma de un volcán,
- Echamos en el centro del volcán, los 50 cc de agua tibia con la levadura,
- Vamos removiendo poco a poco desde el interior del volcán la harina con el agua y la levadura,
- Y nos ponemos con el tercer paso.

√ Paso 3:

- Continuamos echando el resto de agua tibia, los 150 cc poco a poco en el centro del volcán de la harina,
- Vamos removiendo poco a poco durante unos cinco minutos, desde el interior del volcán, la harina con el agua con la levadura.
- Añadimos la pizca de Sal.
- Cuando esté ya pegajosa, añadimos las Cucharas de Aceite de Oliva,
- Y nos ponemos con el cuarto paso.

√ Paso 4

- Echamos un poco de harina sobe la encimera, previamente limpia.
- Echamos la masa pegajosa del Bol sobre la encimera harinada.

13.1. Pan de Pita. Persia.

- Y amasamos, es decir, la mezclamos golpeándola suavemente durante unos diez minutos.
- Echamos esta masa de pan en un Bol limpio de cristal, con un poco de harina en el fondo, tapándola con un trapo, y guardándola en la nevera unas dos horas, para que crezca o se doble de tamaño
- Y nos ponemos con el quinto paso.

√ Paso 5

- Sacamos la masa del Bol, la empujamos sobre la encimera para que pierda el aire.
- La dividimos en seis partes, haciendo unas bolas con cada parte.
- La estiramos con un rodillo, hasta que tenga un espesor de 5mm aproximados y forma circular alargada.
- Y nos ponemos con el sexto paso.

√ Paso 6

- Encendemos el horno a 250 grados durante 10 minutos.
- Ponemos las masas del pan de pita en el horno sobre un papel especial para horno o una bandeja de hierro harinada.
- Crecerá rápidamente en dos o tres minutos, y bajamos la temperatura a 180/200 grados.
- Observamos que empiece a dorarse de cinco a diez minutos.
- Sacamos el Pan de Pita ya horneado.
- Y nos ponemos con el séptimo paso.

√ Paso 7

- Y listo, a comer, si lo deseamos los envolvemos en papel de aluminio para que conserve el calor.

13.1. Pan de Pita. Persia.

√ **Aclaraciones**:

- Una de las claves es utilizar Levadura Natural, que no debemos confundir con la levadura química que venden las grandes marcas televisivas, baratas de fabricar al mismo precio que las auténticas.

Levadura fresca la encontraremos en diversos lugares, entre ellos en las zonas refrigeradas del Mercadona, pero nada más abrirla, en unos días hay que tirarla, así que a menos que hagamos todos los días pan, no compensa, mejor comprar Levadura natural seca, que por un euro la encontraremos en Lidl o Aldi, y demás Súper a un precio superior.

- Podemos utilizar harina refinada o blanca que venden en todos los Súper, pero la harina integral respeta más la receta milenaria, y de paso es más saludable, y por menos de un euro, la podemos conseguir de la Marca Hacendado en el Mercadona.

13.2. Pan de Pita. Persia.

Truqueando:

Compensa preparar pan de pita en casa para un día específico?. Sinceramente NO, otra cuestión es que seamos unos comedores diarios de pan de pita, algo no recomendable para nuestra salud.

√ Dónde Comprarlo:

- Pan de Pita. Marca Hacendado. Mercadona. 1,5€

- Pan de Pita. Marca Día. DIA. 1,5€

- Pan de Pita. Ofertas ocasionales en LIDL y/o ALDI. 1,5€

- Pan de Pita. Marca Carrefour. CARREFOUR. 2€

.

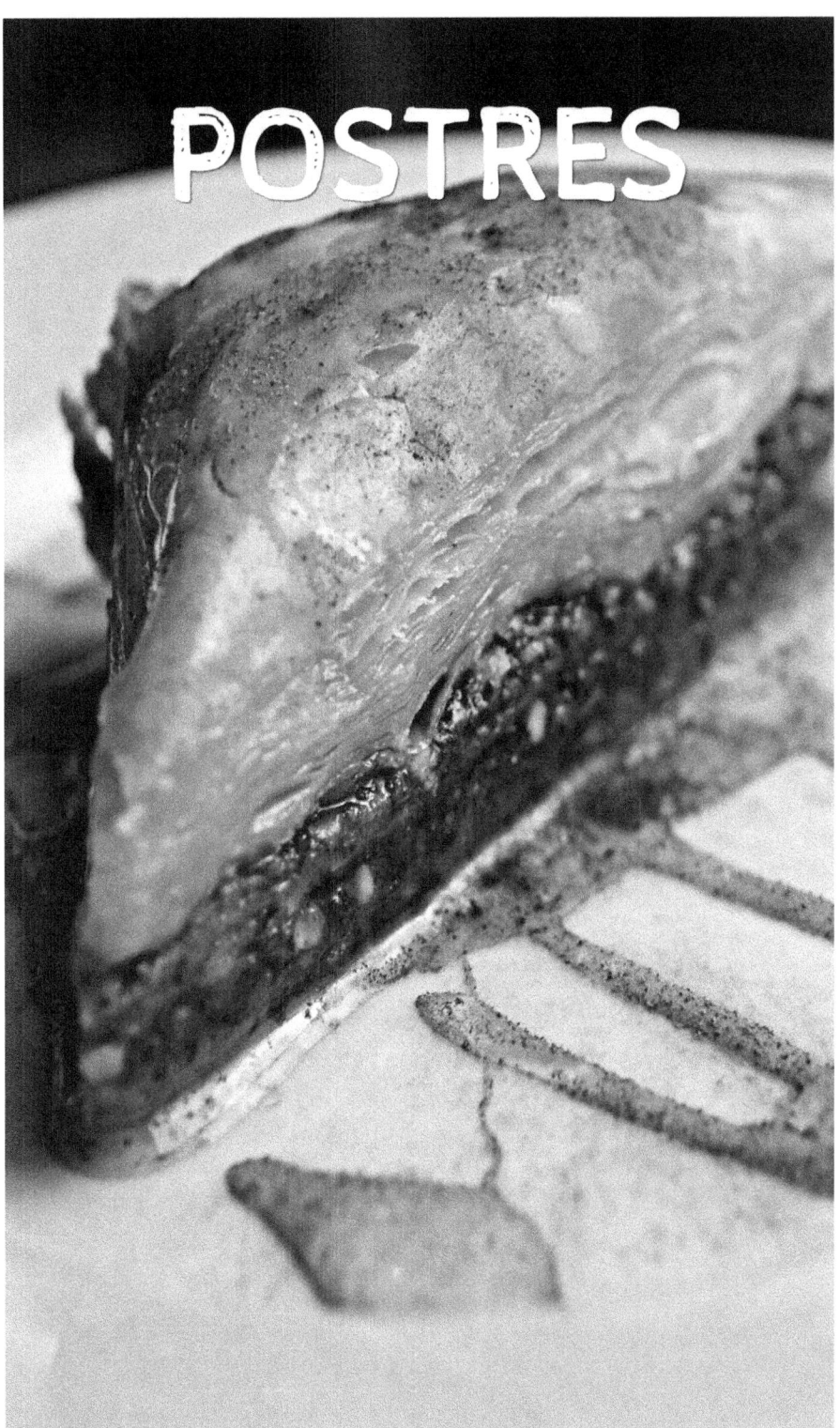

POSTRES

14. SALSA DE YO-GURT O CACIK. TURQUÍA

"Una Cena Árabe en Dos Horas"

14.1. Salsa de Yogurt o Cacik. Turquía.

4 pers. | Fácil | 1 €/pers. | Tiempo: 15 min.

D escubriendo:

La Salsa de Yogurt, que con diferentes nombres se extiende por todo el Mediterráneo Gastronómico, Tzatziki en Grecia o Cacik en Turquía, aunque de uso extendido en Oriente Medio, llamada Laban en Siria y quizás la receta original proceda de la lejana India donde es llamada Raita.

Pero hemos de reconocer, que sin Turquía o más bien sin el Imperio Otomano, quién lo adopta como propio (ya que son grandes amantes de los lácteos y devotos absolutos del Yogurt), ésta receta de salsa de yogurt, se convierte en un acompañante indispensable para cualquier cena árabe, y si no fuera por ellos, quizás aún estaría perdida en algún lugar del Limbo.

El Yogurt natural y sin aditivos, con bacterias naturales supersanejas, con altos niveles de calcio (que nos hace ser más altos), y consumido desde hace milenios, sólo se diferencia del Yogurt Griego en que conserva esa agua o liquidito semi transparente, es decir, dos yogures naturales que le quitas el líquido y lo aplastas un poco es lo que conocemos como Griego, que es la base para esta receta.

√ Utensilios:

- Cuchillo, Espátula de madera, cucharilla y tenedor.
- Bol, platos o recipientes.

√ Ingredientes:

- 2 Yogures Griegos.
- 1 Pepino pequeño rallado o ½ pepino grande rallado.
- 1 diente de ajo.
- Unas Hojas de Menta fresca.
- 1 cuchara de AVOE o Aceite de Oliva Virgen.
- 1 pizca de Sal Marina.

14.1. Salsa de Yogurt o Cacik. Turquía.

√ Lo Primero:

- Encendemos la Radio con una música alegre de finde.
- Poner los Yogures, Ajo, AVOE y las hierbas aromáticas y/o especias en la encimera a utilizar.
- Preparar la tabla de Madera con el Cuchillo para cortar.

√ Preparación rapideja:

√ Paso 1:

- Pelamos el pepino y lo picamos en cuadraditos pequeños.
- Picamos en cuadraditos súper pequeñajos el ajo.
- Picamos en tiritas las hojas de menta.

√ Paso 2:

- En el Bol o Cuenco añadimos los dos Yogures y lo removemos un minutito.
- Añadimos el ajo picado, el pepino picado y la menta picada, removiéndolo otro minutito.
- Echamos la pizca de Sal y la cuchara de Aceite, removiéndolo otro minutito, hasta hallar el sabor y aroma que más os guste.

√ Paso 3:

- Y listo para Guardar en la nevera, para su posterior uso.

√ Aclaraciones:

- Sin menta fresca, no es Cacik o Salsa de Yogurt Turca, así que toca visitar las Fruterías en su búsqueda.

14.2. Salsa de Yogurt o Cacik. Turquía.

Truqueando:

El Yogurt, natural y sin aditivos, son bacterias naturales supersanejas con altos niveles de calcio (que nos hace ser más altos), y en las regiones perdidas donde existen muchas personas centenarias, siempre tienen en común que consumen a diario Yogurt Natural (no confundirlo con los marqueros que nos venden en los Súper), aunque, eso sí, conseguirlos es un sufrimiento, pues casi todos son procesados, ya valgan a 0,1€ o a 10€.

√ **Dónde Comprarlo:**

-   Yogurt Griego. Marca Milbona LIDL y/o Marca Milsani. ALDI. 1€ pack.

-   Yogurt Griego. Marca Día. DIA y/o Marca Carrefour. CARREFOUR. 1€ pack.

-   Yogurt Ecológico . Marca Gutbio. ALDI. 0,29 € unidad.

.

15. BEBIDAS.
DEL MAGREB AL LÍBANO.

"Una Cena Árabe en Dos Horas"

15. Bebidas. Del Magreb al Líbano

Descubriendo:

Sobre las bebidas típicas del mundo árabe, hay muchos mitos, ya que la omnipresente cola, es poco vista en los casas o restaurantes normales, es sólo accesible a las clases altas o en restaurantes destinados a los turistas.

El alcohol, aunque prohibido, si existe, siempre consumido en la intimidad de los hogares de los pudientes, o lugares destinados a los turistas como hoteles o discotecas.

√ Agua y Refrescos:

Agua y más agua, es la bebida de mayor consumo en los países árabes, así que una Cena Árabe sin una buena jarra de agua fresca, es inconcebible.

Los Refrescos de manzana o naranja, o las Limonadas, que antaño se consumía en grandes cantidades en España, abundan por doquier, ya sea naturales o en botella, y poner a nuestros invitados este clásico, es requisito imprescindible pudiendo comprar una botella de refresco de manzana, de la Marca Kasbash Fresh, por algo más de un euro, en la Sección Árabe de Carrefour y/o en Tiendas Árabes.

Las Colas de Marca, de las cuales en España están en el TOP 10 del consumo mundial, igual que en el TOP 10 de Obesidad y Diabetes, están en claro retroceso en los países árabes, en parte debido a un fortalecimiento del Islam que lo identifica como algo foráneo, y su público objetivo, las clases pudientes del Magreb y en los países más prósperos como los Reinos del Golfo Pérsico, los hijos de las clases medias, los van sustituyendo con Colas árabes, como la reconocida Zim Zam Cola de Irán, o la Mecca Cola destinada a los musulmanes que viven en Occidente.

15. Bebidas. Del Magreb al Libano

√ Cervezas:

La Cerveza, poco vista, es también poco consumida, pero su calidad deja mucho que desear, y encontrarla en Europa procedente de cualquier país árabe, es poco menos que imposible, pero si aún eres un enamorado de esa bebida tan amante de los kilos, haz el esfuerzo de comprar alguna artesana, que por un par de euros venden en algunos Súper.

La Cerveza sin alcohol de importación, de las grandes marcas occidentales, tiene su público en los países árabes, pero su consumo es limitado

La Cerveza local, fabricada en países árabes, destinada a los turistas y a los hijos de las clases más pudientes, existen, pero es de escasa calidad por lo general, y la encontramos como siempre, en hoteles turísticos, en discotecas para turistas y/o locales, y en algún establecimiento autorizado. La Marca Casablanca en Marruecos, es la más conocida, aunque encontraremos otras embotelladas en Occidente con caracteres árabes, como la Stella de Bélgica y como suceso anecdótico, la nueva cerveza artesanal, caso único de la Marca Carakale en Jordania, destinada al escaso consumo local, y sobre todo, a la exportación a Occidente.

Son los jóvenes musulmanes de clase acomodada, los que las prefieren entre las bebidas alcohólicas, la cerveza antes que los whisky o vinos.

√ Vinos:

El Magreb, del cual forman parte Marruecos, Argelia y Túnez, aún mantiene una tradición vinícola, impuesta por los franceses en el largo periodo que colonizaron estas tierras.

Vinos de aceptable calidad se producen en Marruecos, siendo varias las regiones o Denominación de Origen, destacando por su calidad los de la región de Meknes o Mezquinez, y los viñedos AOG Guerrouane son los de mayor prestigio, y sus precios son variados, pudiéndose comprar algunos de ellos en España, en vinotecas especializadas. En la web bodecall.com encontrarás un par de ellos, tinto y rosado por poco más de cinco euros, aunque existen otros de mejor añada que pueden llegar hasta los cincuenta euros.

Los Vinos de Túnez tienen una calidad similar a los de Marruecos, pero sólo es preguntar en mil y una vinoteca de las grandes capitales españolas, por

15. Bebidas. *Del Magreb al Libano*

si algún día coincide que encontremos alguna botella, lo mismo sucede con los Vinos de Argelia, destinado al mercado francés, pero de calidades tan caóticas, que es imposible saber al final. Lo mejor es hacer una escapada por las Vinotecas de París, pero ya no sería acorde al sueldo de un currante.

Con pequeñas bodegas, Egipto y Libia, por la influencia colonial italiana e inglesa, hacen años que se desconoce que fue de ellos, sobre todo el el Valle del Nilo, puesto que era consumido por los turistas que no respetando las tradiciones locales, los exigían en los hoteles o restaurantes que frecuentaban, pero el caos provocado por la mal llamada Primavera Árabe, que sólo trajo guerras y menos libertad, hacen que su historia vinícola se halla casi extinguido…

Un vino sin alcohol ha llegado a los ricos estados petroleros del Golfo Pérsico, y se produce en Galicia con la Marca Elivo, que ya tiene su propio público en los Emiratos Árabes Unidos, es decir Dubái, lugar de Ocio o Vicio de todos los ricos de los países limítrofes.

Vinos milenarios que ya consumían los fenicios, de calidades diversas, algunos soberbios, son los Vinos del Líbano difíciles de compra en España, pero que en vinotecas especializados de Europa, que puedes comprarlo a través de la web uvinum.es, luego te lo envían hasta casa, pero su precio elevado por botella, unos veinte euros, más el requisito de comprar varias unidades, al final como mínimo serán 100€ de gasto o inversión, dependiendo de la opinión, pero estos precios se alejan del bolsillo de los currantes.

Vinos con parras centenarias, se encuentran en el Valle del Bekaa, y los viñedos Château Kefraya se consideran los mejores. Las frecuentes guerras civiles que sufrieron en la segunda mitad del Siglo XX, paralizaron su producción, aunque un nuevo renacer trajo el presente siglo, sólo recordar que el Líbano es un país multi religioso, donde aún viven una amplia comunidad cristiana, principalmente maronitas, que son los que dominan este cultivo milenario, como podemos observar en el Templo dos veces milenario, de la época romana, llamado Baalbak, con el Dios Baco en sus actividades cotidianas.

16. YOGURT O RAIB. MARRUECOS

"Una Cena Árabe en Dos Horas"

16.1. Yogurt o Raib. Marruecos.

4 pers. | Fácil | 1 €/pers. | Tiempo: 15 min.

D escubriendo:

Un postre lácteo, intermedio entre el yogurt de toda la vida y la cuajada de toda la vida, que siempre se hizo sin las modernidades de la yogurtera, tiene gracias a sus ingredientes un aroma especial, a "árabe", aunque ya podemos comprar un sobrecito que nos facilita la vida.

Múltiples son los "yogures" y sus variantes, siendo su alma, los fermentos lácteos, aunque los modismos actuales nos venden algunos como súper sanos versus carismas, todos son iguales de saludables si son yogures que no debemos confundir con esas "cosas" que venden en la mayor parte de los Supermercados, elegir el Raib marroquí, es sólo una opción de tantas, para una cena árabe.

√ Utensilios:

- Espátula de madera, cucharilla y tenedor.
- Una Olla pequeña.
- Cuatro vasitos de barro o similar.

√ Ingredientes:

- ½ Litro de Leche fresca entera.
- 1 Sobre de Raib.
- 1 cucharadita de Agua de Azahar.
- 1 cucharadita de Agua de Rosas.

√ Lo Primero:

- Encendemos la Radio con una música alegre de finde.
- Poner en la encimera la leche, las aguas aromáticas, y el sobre de Raib abierto.
- Preparamos las Olla pequeña.

16.1. Yogurt o Raib. Marruecos.

√ Preparación rapideja:

√ Paso 1:

- Echamos medio litro de leche fresca en la olla pequeña, que ponemos a fuego bajo.
- Añadimos las cucharadas de Agua de Azahar y Agua de Rosas y removemos.
- Y nos penemos con el segundo paso.

√ Paso 2:

- Añadimos el sobre de Raib, y subimos fuego medio dos minutos hasta que empiece a hervir y sin olvidar removerlo continuamente,
- Bajamos el fuego al mínimo, y durante unos cinco minutos, removiéndolo, hasta que veamos que la leche se va solidificando un poquito.
- Apartamos del fuego la olla pequeña.
- Llenamos los cuatro vasitos de barro del líquido resultante, y nos penemos con el tercer paso.

√ Paso 3:

- A la nevera, mínimo media hora hasta que enfríe.
- Y a Comerrr.

√ Aclaraciones:

- La Leche fresca entera, dará mayor intensidad al yogurt, y la podemos encontrar en las zonas refrigeradas de los supermercados, por un precio que ronda un euro el litro, y en el Lidl, Aldi o Carrefour no tendrás problema para conseguirla.

Si quieres un sabor más auténtico, utiliza leche de oveja, aunque su precio ya superará los dos euros, en el Carrefour puedes encontrarla, aunque no será fresca, sino de cartón, y como sustituto de la de Oveja, Leche de Cabra, siempre de cartón, por algo menos de dos euros en el Mercadona y/o Carrefour.

16.1. Yogurt o Raib. Marruecos.

T ruqueando:

Si tenemos prisa, en la Sección Árabe del Carrefour encontraremos lo que buscamos, aunque las Tiendas Árabes o Carnicerías Halal suelen tener un precio inferior.

√ Dónde Comprarlo:

- Raib. Marca Ideal. Carrefour. 2€

- Raib. Marca Ideal. Tiendas y Carnicería Halal. 1,5€

- Raib. Marca Ideal. Supermarche ACIMA. Tánger. 0,30€

Pues si nos vamos de escapada a Tánger, por esa cantidad minúscula de treinta céntimos, podemos traernos un sobre de Raib.

.

17. TÉ A LA MENTA. TA. MARRUECOS

"Una Cena Árabe en Dos Horas"

17.1. Té a la Menta. Marruecos.

4 pers. | Fácil | 1 €/pers. | Tiempo: 15 min.

D escubriendo:

El Té Verde, un anti oxidante natural, nos prolongará nuestros años de vida, y no tomarnos éste té en una comida o cena árabe, es un sacrilegio imperdonable.

Aunque muchos lo ignoran, en los países árabes no hay plantaciones de Té, y el buen Té Verde árabe, se prepara con el mejor Té Verde Chino, que aromatizado con menta y azúcar, se convierte en el famoso Té marroquí, aunque las recetas son múltiples, si se le añaden piñones, se llama Té Tunecino, así hasta el infinito.

Té negros también se consumen en los países árabes, lo que no es habitual es añadirle leche, eso es más típico de la India, y entre los países árabes que consumen té negro, existe un país, con plantaciones propias, situadas junto al Mar Negro que se utilizaba para él Té Turco, siendo este país, Turquía uno de los mayores productores mundiales de Té negro, y a su vez, su mayor consumidor, además, los Té aromatizados, con Manzana o Naranja, son otras de sus pasiones tetiles.

√ Utensilios:

- Espátula de madera y cucharilla.
- Una Olla mediana.
- Una Tetera.
- Un juego de vasos de Té marroquíes.
- Un Colador.

√ Ingredientes:

- 1 Litro de Agua.
- 5 Cucharaditas de Té Verde.
- 10 Cucharaditas de Azúcar morena.

17.1. Té a la Menta. Marruecos.

- Un manojo de menta fresca.

√ Lo Primero:

- Encendemos la Radio con una música alegre de finde.
- Poner en la encimera el Té, la Menta, el Azúcar y los ingredientes a utilizar.
- Preparamos las Olla con un litro de agua.

√ Preparación rapideja:

√ Paso 1:

- Ponemos a fuego medio la Olla con Agua.
- Calentamos el agua a unos 80 grados, sin que llegue a hervir.
- Y nos ponemos con el segundo paso.

√ Paso 2:

- Echamos unos 200cc de agua caliente en la tetera.
- Echamos las cinco cucharaditas de Té Verde en la Tetera.
- Echamos las cinco cucharaditas de Azúcar morena en la Tetera.
- Esperamos dos minutos.
- Tiramos el agua de la tetera, recuperando las hojas del Té.
- Y nos ponemos con el tercer paso.

√ Paso 3:

- Echamos las hojas de Té recuperadas en la Tetera.
- Echamos la mitad las Hojas de Menta en la Tetera.
- Echamos otras cinco cucharaditas de Azúcar morena en la Tetera.
- Echamos los 800 cc de agua, a la Tetera.
- Y nos ponemos con el cuarto paso.

√ Paso 4:

- Ponemos la Tetera a fuego bajo, hasta que se caliente el agua, justo antes de hervir.
- Apartamos del fuego, y dejamos reposar unos minutos, máximo cinco.
- Y nos ponemos con el quinto paso.

17.1. Té a la Menta. Marruecos.

√ Paso 5:

- Ponemos los cuatro vasos de Té, con unas hojitas de menta en el fondo, y opcionalmente, una cucharada extra de azúcar morena.
- Echamos el Té desde la tetera, a una distancia algo alta sobre los vasos, sin que caigan restos de las hojas del té o de la menta de la tetera.
- Y nos ponemos con el sexto paso.

√ Paso 6:

- A beber, disfrutando de este sabroso té a la menta o moruno.

√ **Aclaraciones**:

- Azúcar moreno o blanca, es cuestión de gustos, aunque la morenita es más saludable.

- La Menta fresca, es algo más difícil de conseguir, no queda más que pasarnos por alguna frutería del barrio, aunque siempre existe la alternativa de comprar una plantita, y cultivarla en una buena maceta en nuestra casa.

17.2. Té a la Menta. Marruecos.

Truqueando:

Si nos decidimos a comprar un Té Verde que lleve ya las hojas de menta desecadas, podemos ahorrarnos el paso de añadir la menta fresca a la Tetera, pero nunca jamás tendrá la misma intensidad a menta que aporta la frescura.

√ **Dónde Comprarlo:**

- Té Verde. Marca Mogador. Carrefour. 3€

- En Tiendas Árabes o Carnicerías Halal, podrás adquirir un buen Té Verde chino, para preparar esta receta.

.

18. OTROS.
EL MUNDO ÁRA-
BE.

"Una Cena Árabe en Dos Horas"

O tros. El Mundo Árabe:

√ **Salsa de Tahini o Acompañamiento**:

El Tahini, Tahin, Tahina o es Pasta de Sésamo Tostado, receta ya varias veces milenaria, cuyo origen se cree de la Persia de los Aquemidas, en donde se llamaba "ardeh" o comida divina, a las cuales sólo tenían derecho los más poderosos nobles, como el conocido Jerjes que lucho y perdió contra los famosos 300 espartanos, y por esas fechas se empieza a consumir en la Grecia clásica, ya que no todo lo que llevaron los invasores persas era malo, como nos cuentan ciertas películas.

Entre sus propiedades, grasas saludables que nos evitan engordar, la Vitamina E que nos mantienen mas jóvenes y venden en frascos carísimos, y diversos minerales que el cuerpo necesita para sobrevivir.

Aunque es una receta sencilla, pero el alto precio de las semillas de sésamo por estas Europa, debido a su venta como producto de moda, es más práctico comprar un botecito que nos durará meses.

Servido en un pequeño bol, para mojar con pan pita, es un digno acompañamiento de las mejores Cenas Árabes.

Tahini auténtico, sin aditivos ni extras, ECO, puedes conseguirlo, en la Sección Árabe del Carrefour, de la marca NaturGreen, por algo más de 3€, aunque también lo puedes adquirir en Tiendas y Carnicerías Halal, a precios muy inferiores.

18.0. Otros. El Mundo Árabe.

√ Baklavas o Postres:

Un dulce muy sabroso, pero muy rico en carbohidratos, que nos hará engordar fácilmente, su pasado es incierto, pero los turcos, ya grandes apasionados desde los tiempos del Imperio Otomano, lo llevaron a sus numerosos territorios conquistados, desde los Balcanes, Grecia incluida, al Magreb, e inclusive a la lejana Persia.

Aunque otros dicen que su origen es esa Creciente Fértil o Mesopotamia, una de las cunas de la humanidad, donde el Imperio Asirio, ya la utilizan entre sus recetas, una versión más básica de la Baklava, y desde ahí, los avispados comerciantes griegos, lo importaron a su tierra natal, pero todo ello es discutible.

Es la típica receta, en la que eres un genio de la cocina y de paso funcionario con mucho tiempo libre, para prepárarla, o eres un simple mortal, y lo mejor es comprarla ya elaborada, para consumirla como postre.

La Baklava lo puedes comprar en ofertas ocasionales en Lidl y/o Aldi por unos 4€ la bandeja o en algunas Tiendas Árabes, a un precio superior.

√ Frutos Secos, Dátiles, Aceitunas:

Los países árabes son grandes aficionados a los frutos secos, como la almendra, los pistachos o las nueces, sin olvidar los dátiles, todo ello lo podemos servir como un acompañamiento en una pequeña bandeja.

Aunque su consumo excesivo puede hacernos engordar, su uso moderado nos aporta mucho Omega 3, sin necesidad de gastarnos los treinta euros de turno en esos pastillas que dicen poner la palabra mágica, pero que sólo nos garantiza vaciar nuestra cartera, sin aportar nada a nuestra salud.

Olivas o Aceitunas de mil y un colores, ya sean verdes, negras, rojas, es otro de los acompañamientos obligados en cualquier Comida Árabe, digna de tal nombre, y un botecito de encurtidos, en otra bandeja, harán el resto de la presentación en nuestra mesa.

19. ORGANIZAN-DO.

"Una Cena Árabe en Dos Horas"

19. *Organizando.*

19.1 INTRODUCCIÓN

Imaginemos al típico cocinero en uno de esos restaurantes que ocasionalmente vamos a cenar, que debe preparar comida para docenas de clientes, con docenas de platos diferentes, y cada comensal llega a una hora diferente, eso sí es organización, pero debemos tratar de imitarlo, si queremos conseguir preparar una cena digna, ya sea Árabe, Marroquí o Griega para nuestros invitados, familia, o a esa chica o chico que queremos impresionar, si aún no lo tienes claro, el programa de "Chicote", que va a restaurantes a rescatarlos, nos dará una visión más divertida de ello.

Aquí va esta mini Guía, de obligado cumplimiento:

√ Decide que platos o recetas vas a cocinar, primer paso.

√ Haz una lista y compra todos los ingredientes en día anterior, segundo paso.

√ Monta la mesa, con todos los cubiertos y el picoteo necesario, tercer paso.

√ Prepara todos los ingredientes por plato o receta, ordenados en la encimera o en una mesa, con los utensilios a utilizar, cuarto paso.

√ Empieza por los platos o recetas más entretenidos, ya sean principales o postres, utilizando los tiempos intermedios para los platos más rápidos o preparando los ingredientes de otros platos, quinto paso.

√ Termina preparando los platos o recetas más rápidas, sexto paso.

√ Relee esta lista, séptimo paso.

19. Organizando.

19.2 COMENZAMOS. DECIDE.

Decide que platos o recetas vas a cocinar, es el primer paso, si te lo saltas e improvisas no serán dos horas, más bien dos días, jejeje.

√ Los platos principales son muy laboriosos, y nadie se va zampar tres platos principales, si les pusiste abundancia de entrantes y acompañamiento, elige uno o dos de la recetas.

√ Utiliza abundante acompañamientos, como Olivas o Aceitunas, Frutos secos, Dátiles, Encurtidos.

√ Pan de Pita en este caso, es laborioso de preparar, compra un buen pan, te saldrá más económico en tiempo y dinero que preparos contra reloj.

√ Algunos entrantes como el Hummus, son fáciles de preparar, prepáralo con unos días de antelación y pruébalo, te encantará, y al final siempre tendrás un kilo en tu nevera sin tener que prepararlo en tu casa a última hora.

19. Organizando.

19.3 COMENZAMOS. LA LISTA

Haz una lista con los ingredientes necesarios y cómpralos todos el día anterior, pues a última hora, las colas infinitas de olvidadizos, algo muy habitual, te llevarán todo la tarde solo adquirirlos.

√ La Lista debe incluir las especies faltantes de tu despensa, algo habitual.

√ La Lista debe incluir las carnes y verduras a utilizar, mejor que sobre que falte.

√ La Lista, debe incluir a que supermercado debes ir a comprar cada ingrediente, sino al final, al día siguiente verás que te faltó algo, y tendrás que volar para adquirirlo, es una experiencia muy habitual.

√ Ya saliste el día anterior a hacer tu compra, y NO olvidaste la Lista, que mientras compras, revisamos dos veces la lista.

√ Para terminar esta tarde de compras, nos vamos a una cafetería o bar, a tomarnos algo como merecido descanso, y si es en compañía mejor aún.

19.4 COMENZAMOS. LA MESA

Montar la mesa, con todos los cubiertos y el picoteo necesario, es lo primero que debemos hacer antes de ponernos a cocinar.

√ Unos manteles estilo árabe o marroquí, nos darán autenticidad, los puedes conseguir en Tiendas Árabes, o en una Escapada de fin de Semana a Tánger, o quizás en alguna oferta ocasional en Lidl/Aldi, como el que escribe.

√ Montar a continuación la cubertería, empezando por los platos, vasos, servilletas, y sin olvidar, en la parte central las bandejas para nuestros próxima cena.

√ Las bebidas en su espacio correspondiente, y los platitos de acompañamiento con las olivas o aceitunas, otro con los frutos secos, otro más con dátiles e higos, las opciones son múltiples.

√ El Pan de Pita y las Salsas ya preparadas, como el Tahine, la Harissa, el Hummus, ya se pueden incorporar a la mesa, eso sí, podemos cubrirlos con papel film o de aluminio para protegerlos de las inclemencias.

19.5 COMENZAMOS. PREPARA

Prepara todos los ingredientes por plato o receta ordenados en la encimera o en una mesa con los utensilios a utilizar, te hará volarrr.

√ Colocar en la Encimera todas las especias o condimentos a utilizar con todas las recetas, y de paso, los cuchillos y utensilios básicos.

√ En la Encimera si es gigante, o en una mesa auxiliar, agrupados cada receta en una bandeja, los ingredientes específicos para cada plato, desde verduras a carnes, y a su lado, si necesitamos una olla o fuente especial, como este ejemplo:

El Tajine, para el Pollo al Limón, es exclusivo de ese plato, ponlo junto a los ingredientes de esta receta (carnes, verduras y condimentos).

√ Vuelve a revisar que cada receta tenga una bandeja con sus ingredientes asignados, y los utensilios especiales que necesita por supuesto, que estén al lado de donde se va a cocinar, no vale estar en el Salón.

19. *Organizando.*

19.6 COMENZAMOS. A LA LUCHA

Empieza por los platos o recetas más entretenidos, ya sean principales o postres, utilizando los tiempos intermedios para los platos más rápidos o preparando los ingredientes de otros platos.

√ El Yogur o Raib, que necesitá reposar en la nevera una hora, sólo se tardará 10 minutos, sería lo primero a preparar.

√ El Falafel, cuya preparación nos llevaría menos de 15 minutos, sería el segundo plato, y la dejaríamos en la nevera reposando media hora y lo mismo se puede aplicar a las Albóndigas o Keftas.

√ El Tajín de Pollo al Limón, cuya preparación son 15 minutos, sería el siguiente proceso, y luego lo pondríamos al fuego durante una hora para que se cocine solo.

√ Una Olla con agua para cocer las Berenjenas para el Zallauk, sería lo siguiente, dejándolas solitas unos veinte minutos.

√ Ahora a facebookear un rato, NOOO, ahora toca los platos rápidos...

19.7 COMENZAMOS. TERMINANDO O NO

A preparar los platos o recetas más rápidas, y de paso, ir terminando los platos principales.

√ Calentamos el agua para el Cous Cous, y los preparamos, todo ello en apenas quince minutos, y a emplatar.

√ Vamos formando las albóndigas de Kefta, mientras se calienta el aceite en la Sartén para freírlas a continuación, y luego al Horno cinco minutos, y a emplatar.

√ Vamos formando los filetes o bolas de Falafel, mientras se calienta el aceite nuevo en la Sartén para freírlas a continuación, y luego a emplatar, previo secado con una servilleta de papel.

√ Después de colocar una sartén grande, con unas cucharadas de AVOE, echamos los condimentos y el tomate natural previamente cocido o de lata para el Zallauk, que tardará unos quince minutos, y a continuación echamos las berenjenas ya cocidas, y a emplatar.

√ Recordamos que ocasionalmente hemos mirado el Tajín, por si necesitara un extra de agua que ya debería estar terminado, sólo es colocarlo encima de una Tabla de madera y a la mesa.

19.8 COMENZAMOS. FINALIZANDO

Ring, ring, ring, el dichoso timbre o móvil, ya llegan los invitados, le decimos lo de siempre, en cinco minutos bajo a abrirosss. .

√ Volamos mientras colocamos los últimos platos en la mesa.

√ Volamos más rápido mientras nos damos una ducha rápida de seguridad anti olores.

√ Volamos más rápido aún, si es posible, mientras nos cambiamos de ropa, y el timbre sigue sonando sin pararrr.

√ Por fin, ya bajamos abrir la puerta…

√ Y el Té a la Menta?, se debe preparar cinco minutos antes de tomarlo, así que cuando estemos finalizando la cena, toca levantarse a hacerlo

√ Importante, disfruta la cena con tus invitados y de paso, no olvidar tomar la típica foto con el móvil, para luego subirlas a las redes, y vacilar un rato…

20. REPASANDO.

"Una Cena Árabe en Dos Horas"

20. Repasando.

Las eternas excusas para no cocinar o no dar un recibimiento digno a nuestros invitados, son siempre las mismas, el TIEMPO y el NO ME SALE, con respecto al primero, hemos visto que en un par de horas y un poco de organización, cualquier mortal, aunque no sea un Chef de renombre, puede salir airoso, así que ya está desmontado ese mito eterno del Tiempo.

La PASIÓN no acepta el "no me sale" o es imposible, hacer las actividades de nuestra vida con pasión, hacen que nos enamoremos con más intensidad, que disfrutemos más de nuestro trabajo, que las sonrisas sean más sinceras, que nuestra vida sea más feliz.

√ Cada País o Civilización tiene su historia de la cual forma parte la Gastronomía, aprender unos retazos y compartirlo con nuestros invitados, contando algunas historias de los platos a servir, enriquece esa Cena especial que queremos destinar a nuestra familia, a nuestros amigos o esa persona especial que pretendemos enamorar.

Siempre habrá algunos que podrán una tercera excusa, el precio, siendo capaces de despilfarrar cien euros en un tapeo de calidad dudosa, pero destinar unos treinta euros para una cena digna para seis personas, apenas cinco euros por invitado, les parece excesivo, es decir, les duele pagar 1€ por un litro de leche fresca de calidad, pero no dos euros por un Café en un Bar Chic, esas paradojas que nos trae una sociedad del consumo algo irracional…

√ La Gastronomía Árabe, saludable y exquisita, sin modernidades de cartón piedra, es lo suficiente digna para ser probada, olvidándonos de prejuicios basados en el desconocimiento…

www.ingramcontent.com/pod-product-compliance
Lightning Source LLC
Chambersburg PA
CBHW060300290526
45789CB00001B/365